奇蹟食療

がんで余命ゼロと言われた私の死なない食事

神尾哲男——著
簡捷——譯

序言

這十四年來，我借助飲食的力量，長期控制著末期癌症（前列腺癌，癌細胞已轉移到脊髓、鎖骨、鼠蹊部淋巴結）。

我的本職是法國料理主廚。連醫生看了我的病況，都驚訝地說「真不敢相信你還活著」，然而我卻與癌細胞共存，一路活到了今天，所以也有人稱呼我為「奇蹟主廚」。

這具罹患癌症末期的身體，竟然能夠存活這麼長一段時間，也許可以稱之為奇蹟也說不定。但是，我並沒有把自己的生命交到醫生或其他人手上。

在一籌莫展的時候，我選擇振作起來，以自己的力量尋求改善之道。我依靠的是生命能量之源——「食物」所擁有的力量。

人如其食，人吃了什麼東西，身體就長成什麼樣子。而且體內大部分的細胞，每隔一段期間便會進行新陳代謝。

果真如此，只要徹底改善飲食，不但可能削弱體內癌細胞的勢力，還能滋養健康的細胞，進而延續生命……

迎接這個挑戰，讓生命「重新開始」吧。我是這麼想的。

身為廚師，我對食材和營養的知識比一般人還要豐富。

所以我用自己的身體做實驗，一一區別對身體好的、不好的東西，精挑細選食材，在調理過程下足了工夫，不斷摸索能夠穩定身體狀況的飲食方式。

在本書中，我也會毫無保留地向各位分享自己每天實踐的飲食法。

當然，我不是醫生，也不是學者，本書中收錄的只是我身為一介廚師的見解和做法。

不過，我在罹癌之前就已經長了整頭白髮，開始調整飲食之後，從耳朵後方到後腦勺之間的位置，卻不知不覺長出了許多黑色的頭髮。這是身體令我雀躍的反應之一。

在我常去的那家理髮店裡，每次都替我剪頭髮的理髮師也注意到黑髮變多了。

而且據他所說，這頭髮可不只是顏色變黑了而已。他一邊替我理髮，一邊佩服地說：「這是很強壯的頭髮，有韌性。神尾先生，你罹癌到現在已經幾年了？哎呀，我看這黑色的頭髮又粗又強韌，不簡單啊。」

手指甲、腳趾甲生長的速度也比以前快了。連我自己都感到驚訝：「前陣子才剛剪過，竟然已經長這麼長了？」

我的體內確實發生了某種變化，在執行飲食療法的過程中，我不斷感受到身體的回饋，告訴我狀況並沒有持續惡化。

轉移到左鼠蹊部淋巴結的腫瘤，雖然仍然充滿淋巴液，像紅豆麵包一樣鼓鼓的，但它並沒有繼續作怪，只是靜靜趴在那兒。

同樣遭到癌細胞轉移的脊髓也一樣，雖然已經有三個位置長了癌細胞，骨頭裡空空如也，但我卻能正常走路，不用拄枴杖。

所以，用盡所有治療方法，卻仍然一籌莫展的癌症患者，不妨試試看我的做法。

我活過的這十四年，就是最好的鐵證。

另外，寫給健康的讀者們。

雖然各位現在擁有健康的身體，但在這個時代，每兩個日本人就有一人罹癌，必須調整好自己的生活方式，癌症才不會找上門。

本書不只是我以自己的身體親身實驗、重獲新生的紀錄，同時也是一本防癌入門書，希望能夠減少癌症的發生。

因此，如果各位健康的讀者也能翻翻這本書，挑選出幾項適合自己的保健守則，那我會很開心的。

希望各位能從這本書中找到預防癌症的飲食訣竅，並親自實行看看。我個人認為，做好飲食上的調整，至少能夠延後一個人罹患癌症的時間點。

希望這本書不只是寫給癌症患者的飲食指南，如果能夠多幫助一個人遠離癌症，那麼我每天認真找尋與末期癌症共存之道的日子，也就值得了。

目錄

1 向醫院和醫生說再見，接下來只靠自己

2 癌症能以飲食控制

3 遠離癌症的根本：先換掉調味料吧！

4 我的私房續命飲食法

5 每天養成好習慣，持續控制癌細胞

6 不怨恨，與癌共存的心態正是延命妙方

1

向醫院和醫生說再見，接下來只靠自己

「你還活著真不可思議！」連醫生都驚訝的癌症末期宣告

料理的工作幾乎都是站著進行，腰痛、腳痠、身體某處感到痠痛，對我們來說不過是家常便飯。所以鎖骨左邊有點疼痛的時候，我也不疑有異，只覺得：「昨天是不是抬了什麼重物？」

有一天，我在店裡工作的時候，腰部突然感受到劇痛。平常腰痛的時候，只要改變身體的方向或動作，多少都會有所改善，但那次卻不管用，痛得讓人受不了。最後我被救護車送到醫院，這是二〇〇三年初夏的事，當時我五十一歲。

經過醫生診斷，我得的是末期（第四期）的前列腺癌。

前列腺癌的診斷指標是血液中的前列腺特異抗原（ＰＳＡ）數值，驗血結果顯示，我的ＰＳＡ高達一五二〇ng／ml。診斷標準值是四．〇〇ng／ml以下，所以連我都看得出這個數值實在非同小可。

前列腺癌惡化後容易轉移到骨骼，因此我也接受了骨骼造影檢查。這種檢查的原理是在體內注射特殊的放射性物質，然後捕捉身體放出的放射線，形成影像。受到癌細胞轉移的骨頭，在影像中會呈現黑色。結果我的脊髓有三處變黑，左鎖骨、左鼠蹊部的淋巴結也都呈現清楚的黑色。

「惡化到這個地步，你怎麼可能還活著？這種情況下死了也不奇怪。」連醫生看了我的病情也大吃一驚，嚴重程度和一般患者「還有幾個月可活」的情況根本無法相提並論。

前列腺癌又被稱為沉默的殺手，初期幾乎沒有任何症狀。但是回想起來，在診斷出癌症約一年之前，我好像就覺得腿部浮腫、腰痛的情況變得比以前更嚴重了。鎖骨疼痛也是因為癌細胞轉移的關係吧。此外我還想起，五年前開始，我就有漏尿的問題。當時雖然覺得奇怪，但常聽說上了年紀的男性難免會遇到類似的問題，所以我只解釋為自己年紀到了，並不以為意。也就是說，在診斷出癌症之前，我身上其實已經出現病變的前兆了。

但是那時我身為店長，必須處理餐廳裡的大小事務，每天都忙得無暇關心自己的身體狀況。

何況我從以前開始就討厭醫院，也不喜歡看醫生。

我不僅對定期健檢、全身健檢毫無興趣，甚至常常鞭策自己：只有精神委靡、缺乏毅力的人，才會把「好痛」、「好累」、「好想休息」這種沒志氣的話掛在嘴邊。所以對我來說，根本不可能早期發現、早期治療。

抽菸、喝酒、暴飲暴食……
反省自己充滿「毒物」的惡劣生活習慣

發現自己罹癌，大多數人的反應是憤怒、怨嘆：「為什麼偏偏是我？」、「為什麼我會得癌症？」但我卻不然。

當然，罹癌的消息還是令我非常震驚，畢竟發現時已是癌症末期，而且癌細胞還已經轉移到好幾個地方了……但是我絲毫不覺得「為什麼得了癌症的偏偏是我」，因為生活中我能想到的致癌原因實在太多了。

我在此之前的生活型態，說是朝著癌症低頭猛衝也不為過，生活中的一切全都是致癌因子。

例如我從年輕時便開始大量飲酒，是個大菸槍，而且還酷愛垃圾食物；我會在半夜暴飲暴食，不僅熬夜，還在睡前吃東西等等，惡習簡直多得不勝枚舉。我喝威士忌不加水，直接整瓶拿起來灌，而且不配下酒菜墊胃。香菸從年紀輕輕開始，每天抽掉一整盒。真是太亂來了。

我還在當料理學徒累積實力的時期，幾乎沒有午休時間，我們往往直接坐在餐廳後門外牆的鐵樓梯上，只花幾分鐘迅速扒完伙食配給的咖哩飯。這時給身體造成負擔的日子也不少。

我嗜吃甜食，過去從不節制，放任自己愛吃多少就吃多少。

例如日本中村屋著名的花林糖，我一口氣可以吃完一整袋。羊羹也是，拿著一整條就往嘴裡塞，像惠方卷一樣大口大口吃。明治的巧克力板，我一次最少可以吃掉三片。

說到巧克力，還有一種用鐵鎚隔著袋子，把厚巧克力板敲成碎塊狀食用的「碎塊巧克力」我也很喜歡。有天夜裡醒來，我突然很想吃這種巧克力，於是在半夢半醒之間爬到冰箱，拿出珍藏的巧克力碎塊放到嘴裡，馬上躲回棉被裡。我還沒睡多久，便開始痛苦地掙扎：「好、好難受！」原來是巧克力太大塊，來不及在嘴裡融化，才害我睡到一半噎到了。好蠢啊。

就連在咖啡廳和人談話的時候，我都會拿糖罐裡的方糖來吃。可想而知，我攝取的甜食已經多到難以想像了。

我的惡習也不僅止於「飲食」方面。

在餐飲業一路走來，我經歷過各種壓力，也有不少難言之苦。

有好幾次，我甚至起了輕生的念頭。儘管知道壓力過大會降低身體的免疫力，但是調適心情並沒有那麼容易。

我的致癌原因不是一兩個壞習慣，而是生活整體都有問題。長期持續的惡劣習慣、充滿毒物的生活，這些因素想必都和癌症有直接的關聯。

住院動手術、服用荷爾蒙藥物，療程痛苦，病情卻不見好轉

一診斷出第四期的末期癌症，我當然立刻住院，準備接受手術。

前列腺癌的癌細胞，會受到男性荷爾蒙（主要是睪酮）的刺激而增生，所以必須透過手術摘除分泌男性荷爾蒙的精巢。也就是將睪丸完全切除。

我心裡自然不是毫無動搖，但這也是為了換取性命所必要的犧牲。我極力平撫自己的情緒：「這樣啊，那也沒辦法。」

我最後的掙扎是向主治醫師要求，手術前一天讓我暫時離開病房，回到妻子守候的家裡過夜。這輩子最後一次，留下惜別的最後回憶。

隔天，我帶著了卻一樁心事的身體接受手術。手術結果成功，骨骼轉移的部位則施以放射治療。同時，為了進一步抑制男性荷爾蒙的作用，我也開始服用女性荷爾蒙藥物。

事到如今，可不能再任性地說自己討厭醫院、不想看醫生了。

我當時完全沒有任何疾病相關知識，所以只能懷著溺水時抓住救命稻草的心情，醫生說什麼、醫院要我做什麼，我都言聽計從。

但是荷爾蒙藥物的治療效果差強人意，所以我聽從醫師的建議，不斷更換藥物。換新藥也就代表從強效的藥，換成更強效的藥，一路提升藥物的強度。

這段期間，在我身上也發生了不少副作用，例如暈眩、起身時眼前發黑、食欲不振、發燒等。另外，由於持續服用女性荷爾蒙，我也容易心煩氣躁，覺得這副身體好像不屬於自己一樣，產生了類似女性更年期的症狀。胸部也開始脹大，變得比女性的A罩杯還要稍微大一些，還因此被前來探病的男性友人嘲弄了一番。

沒辦法，不忍耐的話病怎麼治得好呢。我雖然如此說服自己，持續服藥，但是一段時間下來，心裡慢慢開始覺得「這好像不是我要的……」

持續用藥的時候，數值穩定，副作用也比較和緩，但一旦停藥，症狀便立即惡化。吃藥的時候○，不吃藥就變成╳。○╳○╳……不論過多久，都在同樣的循環裡打轉。

我漸漸地開始產生疑問：「藥究竟是什麼？這種情況要持續到什麼時候？」

後來連強效的藥在我身上都沒有作用了，主治醫生告訴我：「已經沒有適合的藥了，接下來必須用抗癌藥物進行化療。」病情終於到了醫師建議進行化療的階段。

主動拒絕治標不治本的抗癌藥物

我被送到醫院時，前列腺癌的腫瘤指標「ＰＳＡ值」高達一五二〇ng/ml，住院期間數值也不斷攀升，在脊髓轉移惡化時，甚至一度達到八二〇〇ng/ml（其實我現在的ＰＳＡ仍維持在六八〇〇ng/ml左右）。

主治醫生告訴我，一般PSA值若是超過一〇ng/ml，幾乎可以確定罹癌，而根據他們的經驗，PSA值高達一八〇〇ng/ml的時候，患者通常早已過世。像我這樣的狀況，已經不只是令人吃驚了，根本讓所有醫生都摸不著頭緒，主治醫生偏著頭不解地說。

但是我還活著。

醫師建議我接下來進行化療，於是我接受了主治醫生和另一位醫師的化療說明。

化療藥物〇．一克就要價七萬日圓，但比起這嚇人的治療費用，我更關心的只有一點：「使用化療藥物之後，病情會改善嗎？」

見我氣勢逼人，主治醫生小聲回答：「只是壽命從一個月變成兩個月而已。」

老實說，醫師告訴我「剩下的治療方法只有化療」之後，我就馬上找遍了書籍，查遍了網路，徹底調查了化療藥物的資料。一查之下我才知道，所謂的化療藥物其實是「基因合成抑制劑」，並不是治療癌症的藥物。也就是說，化療藥物會抑制體內所有細胞（包括癌細胞和正常細胞）的基因合成。

我認為這種藥是不可能治好身體的。

「你的決定呢？你要接受化療，還是不接受化療？」

我針對化療藥物的效果不斷提問，兩位醫師有點不耐煩了，於是徵求我的最終判斷。

「我不接受。」

這是我的結論。

於是醫師拿來一些文件要我簽章。

簡單說，就是證明醫院已經盡了說明的責任，我自己選擇不接受治療，如果死了也跟醫院沒有關係，醫院不需要負責的意思。

我迅速簽完名、蓋好章，告別了醫院。

我是廚師
對了！可以用食療法治病！

我放棄了在醫院治療癌症這條路，終於放開了情急之下緊抓在手中的救命稻草。

不過，我心裡卻不怎麼焦慮、不安。

走到這個地步，只能靠自己了。自己的命自己救！

我有的是幹勁，但是具體而言，到底該怎麼做才好呢……

在我左思右想的時候，野地裡的草木映入眼簾。

草木和人一樣，都是地球上的生命。人類和隨處生長的植物，究竟有什麼不同呢？

也許是因為自己的身體被迫面臨生死一線間的危機，所以我的思考方式也充滿了哲學味。

植物從種子抽出嫩芽，在原地動也不動（無法動彈？）地活著，從土壤攝取必須的養分，不多也不少。它們活得簡單而強韌。

想到這裡，我突然注意到一件事。

等一下，我這輩子長時間鑽研的專業是什麼？

是料理，也就是「飲食」。

飲食是生命的基礎。

對呀，回到出發點想想看。

我是廚師。那麼何不用「飲食」的力量想想辦法——

既然拒絕了科學的治療，我便不想再藉助藥物等多餘的外力，保持自然最好。我想單純仰賴「飲食」的能量活下去。

雖然不知道虛弱的身體能夠配合到什麼程度，但我打定主意，只追求人類身體原本需要的營養。至少，只要採取體內細胞偏愛的飲食方式，身體一定會往好的方向發展。這還只是個模糊的想法，但我如此相信。

從這時候開始，我把自己的身體當作「實驗台」，尋找藉助「飲食」

延續生命的方法。

實際上，為了做這些實驗，我開了一間新的餐廳。這是一間實驗廚房，我嚴選食材進行調理，吃進自己的身體裡，檢視料理對身體是好是壞。

我需要這間餐廳，不僅是為了給上門的客人供應健康料理，而且我在裡頭準備這些餐點的同時，也賦予了自己存在的價值。

完全不吃和風料理的西餐主廚時代

只要適量攝取身體真正渴望的東西，就能為生命注入活水。我抱著這個信念，以真誠的心再度面對「飲食」。但剛開始我十分迷惘，不知道該從哪裡著手才好。

不過這時，我想起在醫院服用荷爾蒙藥物時醫護人員說的一句話，給了我關鍵的提示。

如前文所述，不論換了多少種荷爾蒙藥，在我身上的效果都十分有限。對於其中一種荷爾蒙藥物，醫護人員是這麼說的：

「這種藥對日本八、九成的前列腺癌患者都有效，你明明是日本人，為什麼偏偏在你身上就是沒效呢？」

看來我是少數不適合這種藥的患者之一。凡事不善迎合大眾的我，當時只覺得「看來我果然是非主流的人啊」，自己覺得頗有道理。但是回頭仔細想來，對箇中原因我好像心裡有數。

和其他日本人相比，我之前幾乎沒有吃過日本風的食物。

受到熱愛法國文學的哥哥影響，我以成為法國料理主廚為目標，從學徒時代開始，飲食一直以肉類為中心，完全偏向所謂的歐風飲食。我幾乎沒吃過米飯，當然也很少喝味噌湯。

粗略而言，日式料理的基本是製作適合搭配米飯的「配菜」。

另一方面，法式料理則是由肉、魚、蔬菜、湯……一道一道風味各自獨立的料理組合而成。所以學習法國料理的日本人，為了防止自己的味蕾習慣了配菜的味道，變成「品嘗配菜的舌頭」，因此按慣例從修業時代開始便完全不吃米飯。

雖然是工作性質使然，不過我的身體在長期攝取歐風飲食之下，一定連血和肉都擁有法國人的特質了。

關於荷爾蒙藥物無法發揮效用的原因，醫學上雖然還沒有明確的根據，但可以肯定的是，它確實讓我注意到自己飲食習慣的偏頗——我身為日本人，卻持續攝取法國人的飲食。

過去沒有癌症問題，傳統日本料理是抗癌關鍵

植物在出生地點扎根，從土壤當中吸收必要的養分，迅速成長茁壯。人類也一樣，攝取出生地的食材和料理維生，才是最自然、合理的。而且這種飲食方式，想必也能提升人人都具備的自然免疫力。

事到如今回想起來，我才發現，自己身為日本人，卻長年不攝取日式

的食物，想必對身體造成了不小的負擔。

人體有如一部毫無多餘零件的精密儀器。要讓這部儀器順利運作，有它最適合的機油。說不定是因為我長期注入了錯誤的機油，所以身體才發生故障，長出了癌細胞（當然，我惡劣的生活習慣也必須納入考量）。

再怎麼裝腔作勢，口口聲聲念著法國、法國，我骨子裡還是個日本人。遙遠歐洲國家的食物，不可能適合我這個日本人的身體……

嘗試從「飲食」尋求活路的我開始深切反省，勸告自己：關鍵是日本料理。

此時我關注的不是一般的日式食物，而是過去傳統的日本料理。

這是因為，至少在我的認知當中，大約五十年前，在日本幾乎沒聽說過周遭的人得到癌症這種病。五、六十個人裡面，頂多只有一人罹癌。雖然可能和現代癌症檢查普及，小腫瘤也能在早期發現有所關聯，但罹癌人數確實年年攀升。近年來，每兩個日本人當中就有一人罹癌，而每三位癌症患者當中就有一人死亡。

為什麼癌症會在日本如此急速地增加？

這種狀況如果是由食物的變化所引起，那麼過去鮮少造成癌症的日本食物，和現在的飲食又有什麼不同？

這些疑問成了我摸索如何以「飲食」治療癌症的過程中，必須探討的主要課題。

2 癌症能以飲食控制

改變飲食，就能改變身體

人的身體是由自己吃下去的東西所構成。

既然如此，改變飲食習慣，就能改變自己的身體狀況。只要攝取真正對身體好的食物，壞血也能逐漸轉變成好血。好的血液在身體裡循環，提升免疫力和自然治癒能力，如此一來，肯定能對盤據在我體內的癌細胞造成正面影響吧。

雖然我已經癌症末期，不知道還剩下多少時間，但我還是開始著手檢視傳統日本飲食的特殊之處，希望良好的血液能夠早日流遍我身體的每一個角落。

最後我找到的關鍵是味噌、醬油、味醂、醋、麴等發酵食品，天然鹽，以及使用柴魚、昆布、乾燥香菇萃取的「高湯」。還有以新鮮多彩的山珍、海味為基底烹調而成的「米飯、味噌湯、小菜」。這是日本這塊四面環海、自然環境得天獨厚的土地上，日本人代代承襲下來的健康飲食。

帶著羞愧的心情老實告訴大家，在檢視傳統日本飲食的優點時，我才終於開始喝綠茶。濃郁溫潤的茶香在口中擴散，感覺非常新鮮。

數十年來，我都在沒有米、沒有味噌、沒有醬油的廚房裡工作。對我的身體來說，日式料理就是如此陌生。

不過我總是忍不住想，如果日本人持續攝取這種傳承自古早年代的健康飲食，說不定就不會有現在這種罹癌人數激增的情形了。

戰後飲食快速西化，牛奶納入學校供餐當中，奶油、乳酪等乳製品逐漸普及，肉類開始博得人氣……等現象，想必也和罹癌率增加有所關聯。

隨著經濟成長，所謂的「化學添加物」大量出現在日本人的飲食當中，這也是不容忽視的重要因素。

灑滿農藥和化學肥料的蔬菜、穀物；使用防黴劑處理，方便運送的過季水果；經過基因改造的食材；充斥添加物的日常食品。舉例來說，超市販賣的熟食、便利商店便當、泡麵、零食、冷飲、速食……等皆屬此類。此外，就連自來水也經過化學消毒、殺菌，生活中的化學添加物多不勝數。

攝取食品添加物會降低人體免疫力，這是眾所周知的事實。

在我們一心追求便宜、美味的同時，這些添加物不是也在緩緩侵蝕日本人的身體嗎？

攝取身體真正需要的養分

「前輩，我接下來要到長壽飲食的餐廳工作了。」

以前在同一間餐廳工作的後進，正好在這時候告訴我他想要轉職的消息。

當時長壽飲食剛開始在日本流行，我雖然聽過這種飲食法，卻不知道詳情，所以趁著閒談的時候向他問了個清楚。聽了他的說明，我深深受到這種飲食法吸引。

長壽飲食法的主食是糙米。配菜是當地採收的時令青菜、豆類、海藻類等等，然後再配上湯品。如果用一句話簡單描述長壽飲食，那就是營養均衡的「糙米蔬食法」，對保健和美容都有非常優秀的功效。

長壽飲食中，有「身土不二」的概念，意思是食用自己的土地上採收的當季食材，就能常保健康。「一物全體」的概念，則主張食材必須完整入菜，把營養整個吃下肚。此外，「陰陽」的概念則主張，不論人、食材，還是世間萬物，都具有陰與陽的特性，應該在飲食中巧妙活用陰陽性質。

這三個概念是長壽飲食的基本，我聽了也十分認同。

聽說長壽飲食已經推出了幾本飲食指導書。先不論美容效果，這種飲食法和日本傳統飲食也有共通之處，因此深感興趣的我馬上買了書，決定親身實行長壽飲食。

我沒有多少時間可以蹉跎，所以找到不錯的養生方式，一定得馬上嘗試看看。

結果，長壽飲食持續了兩年之後，我的身體代謝變好了，體內受到淨化，對食物味道的差異也變得更加敏銳。對化學調味料和食品添加物尤其敏感，不僅舌頭一嚐就能察覺添加物的存在，身體也會表現出明顯的排斥反應，引起嘴破、胃脹等症狀。

這些現象重新告訴我，我們的身體確實屬於大自然的一部分；同時，我也感受到體內癌細胞的狀況並沒有惡化。

不過，長壽飲食基本上是以攝取優良的植物性蛋白質為中心，避免動物性蛋白質的攝取。關於這個方針，我心裡有些疑慮。

我的身體慢慢開始抗議了，出現身體沒勁、使不上力的情況，這就是最好的證據。我還得抑制癌細胞的活動，體力要是有所減弱，那可就麻煩了。魚、肉、蛋等動物性蛋白質和脂質，是維持體力的重要元素。說到底，日本人從很久以前就開始攝取魚類等動物性蛋白質了。「飲食」中最重要的方針，不正是「均衡」嗎？由於切身體會到這一點，所以在徹底持續了兩年之後，我選擇停止長壽飲食。

不過，現在我仍然覺得，出院後立刻開始執行長壽飲食是正確的決定。因為長壽飲食徹底淨化了我當時（想必是）混濁凝滯的血流，讓它變得清澈暢通（至少我這麼覺得）。

畢竟，靠著這時以長壽飲食奠下的基礎，再加上後來自己設計的食療法，可是成功延續了我的生命，讓我一路活過了這十四年啊。

飲食控制癌症的七大原則

常有人問我：「神尾先生的食療法可以抑制癌細胞，請問在料理過程中有什麼秘訣嗎？」但其實我用的只是普通的食材，也沒做什麼特殊處理。

真要說起來，也許取長壽飲食的優點，再搭配傳統日本飲食糅合成的「雜食」，就是我個人的「抗癌飲食法」。醫生宣告我已癌症末期，現在癌細胞的活動卻趨於緩和，可見這種飲食法應該有某種程度的效果。

我相信人只要吃對食物，就能導正自體免疫力和自然治癒能力，所以什麼食物都要親自嘗試看看。我生性如此，不管別人說得多好，還是得親自感受才會相信它的效果。所以我一面傾聽身體的聲音，一面挑選食材，細心調整料理方式。

後續章節將會具體說明我實踐的飲食法。我在飲食中特別注意的原則大約有七項，以下將逐項說明，請各位讀者參考看看。

① 食用在地採收的當季食材

有這麼一個說法：人在哪裡生活，就吃哪裡生長的食材，這樣對身體最好。我很喜歡這種「地產地銷」的思考方式。

這種說法也和「身土不二」的健康飲食精神相呼應。「身土不二」指的是「身體（身）與環境（土）的關係密不可分（不二）」，食用在地生產的當季食材，才能常保健康。只要攝取合於環境、身體的食物，人就能在不違反自然的狀態下健康生活，我非常認同這個觀點。

植物扎根於土壤，就算暴風雨來襲也無法逃跑，只能在風雨中飄搖，靜心忍耐，在原地努力生長下去。和植物相比，人雖然同為自然的一部分，我們卻有腳，也有錢。我們吃得到遠方的食物，可以花錢購買昂貴的餐點，可以進口外地的食材，也可以搭上飛機，來趟美食之旅。不論春夏秋冬，現代人隨時都能吃到世界各地的食物。但這種無視於環境的飲食，難道不會給身體帶來負擔嗎？

像我是日本人，那麼盡量攝取日本土地上就近採收的食材，就是最好的滋補。

反過來說，一整年都吃番茄就是不當的飲食法。冬天最好先忍耐一下，把番茄擺到一邊，好好享受其他冬季食材的料理（以蔬菜為例的話，白菜、茼蒿、白色花椰菜等都很適合）。

新鮮當季的蔬菜、鮮魚……運用當地食材的能量，可以提高自然治癒能力。

②食材完整入菜，連皮一起吃

「食材要連皮一起食用」──這種「一物全食」的概念，也是老人家常常掛在嘴邊的叮嚀。

以蔬果為例，我會盡量在料理上下工夫，瓜皮、葉片、根、菜心、果實、種子全部入菜食用。這些部位不但營養，也含有豐富的膳食纖維。此外，這些常被丟棄的部分也含有提升人體免疫力的物質，因此應該積極攝取，例如蓮藕的藕節、糙米的米糠等等。

磨蘿蔔泥的時候，當然也要連皮一起磨。使用磨泥器時，記得速度要慢，才能保留蘿蔔皮和肉之間幫助消化的優秀酵素「澱粉酶」。蘿蔔葉也可以切碎後用鹽醃漬，或是當成味噌湯的配料使用。高麗菜心也別急著丟掉，切成薄片用來熬湯、燉煮、炒菜都很適合。

完整利用食材，等於是把一個完整的東西吃進身體裡，因此各方面都能達到良好的平衡。若是只吃某些部位，其他部位卻不吃，那就無法有效吸收食材中帶有的營養能量。

魚也一樣，基本上應該從頭到尾整條食用。像沙丁魚、竹筴魚等背部呈青色的小魚最適合。如果只挑大條鮪魚的鮪魚肚、鮭魚肥美的魚腹肉等自己喜歡的美味部位來吃，則無法吃到牠們強韌的生命力。

③ 積極攝取溫熱身體的陽性食物

我的食療法的關鍵在於：「盡可能把『富有生命力』的食材吃進身體裡」。

希望這些食材能為我的正常細胞帶來活力，提高人類（包含我在內）原本具備的自然治癒力。

認同「地產地銷」，購買當地的新鮮食材，正是為了達到這個效果。而實行「一物全食」，也是為了完整汲取食材中保有的能量。

除了這兩個理念之外，我又加上了「陰陽」的理論。不論是人還是食材，世間萬物都具有陰陽性質。關於自然界中這兩個相反性質的知識，是我實行長壽飲食的時候從書中學到的。

其中，身為癌症患者，我最注意的是陰性食物會讓身體變寒這一點，因為「低體溫（體寒）」和「缺氧」、「高糖」並列為癌細胞增生的三大要素之一。

陰性的食物有——植物性的食品、在炎熱地區生長的東西、夏季採收的蔬果、砂糖、含有添加物的加工食品、味道辛辣的東西……等等。

另一方面，陽性食物則是——動物性的食品、在寒冷地區生長的東西、冬季採收的蔬果、根菜類、味道苦澀的東西……等等。

要溫熱身體，原則上應該積極攝取陽性食物。不過分類為陰性的食材，例如植物性食材等，也可以在調理方式上多下點工夫，將之轉化為陽性（請參閱第四章）。

④嚴禁偏食，營養均衡的「雜食」最好

嘗試改善「飲食」的過程中，我發現自己越來越注意食材本身的營養價值。

再怎麼說我都是個廚師，在這之前，第一眼看見食材，我思考的出發點往往都是料理的種類：要煮法式料理的話就用那種菜色，烹調中國料理的話比較適合那種食材，如果換成日本料理、民族特色料理……

不過現在，我已經完全不會這麼想了。

現在的我把所有關於料理的知識重新洗牌，以最單純的心態面對食材。要完全吸收這種食材的營養，該怎麼做才好呢——這是現在烹調的時候，我心裡最優先的想法。

畢竟我現在面臨火燒屁股的狀態，可不能悠哉地把癌症放著不管，以為它會自己好起來。我已經把生命託付給了「飲食」，每天的努力都攸關性命，所以不能任性享用融化舌尖的甜品和美食。

以非洲的野生動物打個比方吧。捕食者只有找到食物（被捕食的動物）時，才有東西可以吃。成功咬死獵物後，牠們會先從哪裡開始吃呢？答案是肚子。牠們的首要目標是內臟，因為可以立即從中攝取延續生命必須的營養素和維生素。

我的飲食法也是相同的概念。如何有效率地盡可能攝取身體需要的養分，是我的第一要務。既然如此，那就不能偏食。選擇多種高營養價值的食物，均衡攝取，這是最重要的。

我所謂的「雜食」就是這個意思。

⑤食用生命力旺盛的蔬菜

你知道嗎？在從前的日本——例如半世紀以前的人，他們吃到的蔬菜，和現在我們市面上流通的蔬菜，有著非常驚人的差別。

過去的蔬菜充滿了生命力，相較之下，現代蔬菜的生命力則是遠不如從前。雖然現在的蔬菜外型美觀、形狀勻稱，外表看不出什麼異樣，但味道和香氣微弱，營養價值更是差得可憐。

現在市面上流通的大部分都是「Ｆ1品種」的蔬菜，也就是「人工雜交不同品種生產出來的第一代蔬菜」。

也許各位會感到疑惑：為什麼要用這種類似工業生產的方式製造蔬菜呢？只要把蔬菜的種子撒在土裡，栽培長大，收成之後再把長出來的種子撒到土裡，然後栽培、收成……不就能種出蔬菜了嗎？其實是因為，隨著經濟成長，各方面都以利潤效率為優先，而這個趨勢自然也影響了農作物。

如果採用古早的栽培方式，作物往往成長速度不一，形狀各異，大小也不均等，造成出貨的不便。Ｆ1品種完美解決了這些問題。

以黃瓜為例，現在的黃瓜可以種植成同樣的長度，形狀也不彎曲，完全按照基因中事先埋好的「指令」統一生長。如果統一規格的紙箱固定能裝十條黃瓜，這些黃瓜就能在箱子裡十條十條地整齊排好。靠著這種農業技術，不論是尾端分岔的白蘿蔔，還是尺寸太大、形狀扭曲的南瓜，都一個接一個從日本消失了。

統一尺寸與形狀可以提升運輸效率，統一熟成速度則方便推動計畫生產。最重要的是，外型美觀的蔬菜符合消費者的需求，所以轉眼之間，Ｆ１品種的蔬菜便在日本傳了開來。

但是，在我看來，違反自然規律的Ｆ１品種有個重大的缺點。

那就是：Ｆ１品種是以使用化學肥料為前提的品種。由於Ｆ１品種是以人工方式配種而成，有生物上的弱點，所以一定要施以大量化學肥料才能栽培長大。大量施肥的田地常出現雜草和蟲害，因此也必須大量使用除草劑和殺蟲劑。

問題還不僅止於此。為了栽培Ｆ１品種蔬菜而頻繁施用化學肥料，會使得土壤中累積過量的硝酸鹽。這些硝酸鹽被Ｆ１品種吸收，殘留在蔬菜裡，導致消費者很可能把硝酸鹽也吃進體內。硝酸鹽在人體內會轉化為有害的亞硝酸鹽，亞硝酸鹽和蛋白質反應後會成為亞硝胺，這種物質具有強烈的致癌作用。

經過人工改良的F1品種長不出堪用的種子，所以播種之後只能收穫一次。收成之後，農民在同一塊田地播下其他F1品種的種子，又只能再收穫一次……這就是農業的現況。一想到土地裡累積的化學肥料越來越多，我不禁感到毛骨悚然。

——其實，對於想要以「飲食」重新振作身體的我來說，蔬菜是最大的難題。

我這個食療法的中心理念是「從富有生命力的食材中獲取力量」，植物類食材在成長過程中吸收了大地的能量，正是這個理念的核心。因此，絕對不能接受料理中使用擁有上述特徵的F1品種蔬菜。

不過，雖然遵循傳統栽培方式的農家有所減少，但也不是完全沒有人種植所謂的在來種（＝以傳統農法培育的品種）。在日本全國都還有農夫用傳統的方法進行栽培，種出來的菜也許外型不夠美觀，卻充滿蔬菜原有的能量和生命力。專門機構會負責將在來種的種子保存下來，所以它們並不會絕跡。

我四處尋找以傳統種子培育的強壯蔬菜，幸運在當地找到了適合的農家，現在需要蔬菜的時候，我都固定向他們購買。

現在網路上也有配送在來種蔬菜的網購服務，消費者可以簽訂每週或每月數次的配送契約，在來種蔬菜就會直接寄到家中。各位讀者如果在住處附近買不到在來種蔬菜，不妨試試類似的管道。

F1種作物的品質一年不如一年，據說最近還出現了腐爛時會「溶解」的蔬菜。「真正」的蔬菜要是在廚房角落放久了，水分會慢慢流失，葉片變皺，逐漸縮水、枯萎。但是F1品種的蔬菜則不然。為了稀釋內部過度累積的硝酸鹽，F1種蔬菜在採收前吸飽了水分，處於水腫的狀態。水腫的蔬菜放久了開始軟爛、塌陷，最後竟然變成黏糊狀。以前的人要是看見這種令人不敢置信的腐壞過程，一定會嚇一大跳吧。

也許因為蔬菜如此尋常、隨處可見，所以認真檢視它的人並不多。但是，越是不可或缺的東西，越應該謹慎挑選。在來種蔬菜雖然不容易購買，但還是該盡量選擇純淨的「真正」蔬菜才好。

⑥ 動物性蛋白質是活力來源

蛋白質分為「植物性蛋白質」和「動物性蛋白質」。力行糙米蔬食的人會避免攝取動物性蛋白質，但我吃肉、吃魚，也吃蛋。

我們的身體有二〇％是由蛋白質構成。蛋白質不足，會造成免疫力低下，老化速度也會加快。如果只吃植物性蛋白質，不吃動物性蛋白質，那會怎麼樣呢？我用自己的身體實驗了兩者的「差別」，結論是：動物性蛋白質還是不可或缺的。

如同前文所述，我拒絕醫院的癌症療程後不久，偶然邂逅了長壽飲食，徹底實行了以糙米蔬食為中心，不食用動物性蛋白質的飲食法。

但是，大約過了兩年，我發現身體使不上力。不管怎麼使勁，就是沒有力氣，體力不支。我想，這可不行，這樣下去連基本的精力都沒了……於是停止了長壽飲食。

我並不是要批評長壽飲食。實行長壽飲食後，我充滿雜質的身體徹底受到了淨化，味覺也變得更加鮮明。但是體力和元氣也同樣不可或缺，為了戰勝癌症，我需要更充沛的力量。

一點一點開始攝取動物性蛋白質之後，我便感受到活力又回來了。動物性蛋白質比植物性蛋白質容易被人體吸收，這是營養學上已經證明的事實。

關於動物性食材的攝取，必須盡量挑選上等的部位，例如雞里肌、雞胸肉。雞腿則是脂肪含量過高，不宜攝取。還有羊肉，羊肉對健康很好，所以我也會固定攝取。羊脂的融點較高，在人類的體溫下不易融解，所以不容易被人體吸收，可以直接排出，這就是為什麼我們常聽說吃羊肉不會給身體造成負擔、適合節食減重。雞肉、羊肉我都只撒上鹽和胡椒，烤完擠上檸檬汁即可食用，不需要多餘的調味就十分可口。當然，我偶爾也會選用其他肉類，如豬肉、牛肉等，經過細心調理之後端上桌。特別是豬肉，它含有豐富的維生素B群。

魚則是盡可能選擇背部呈青色的小魚，魚頭、魚骨、內臟都能食用，「一物全食」。以我掌廚的經驗來說，比目魚、鯛魚等高級魚類雖然能夠滿足饕客的味蕾，營養價值卻遠不及竹筴魚、沙丁魚、秋刀魚來得高。其他還有鈣質豐富的魩仔魚等，這些魚類都能為生病的身體帶來元氣。

⑦食品添加物能少則少

目前日本認可的食品添加物大約有一千五百種，光看這個數字已經十分驚人。不過重要的是，我們必須培養正確的觀念：食品添加物並不是食品。

甜味劑、著色劑、防腐劑、殺菌劑、漂白劑、保色劑、光澤劑、乳化劑、黏稠劑、抗氧化劑、防黴劑……等添加物，主要用於輔助食品的製造、加工，美化外觀、為食物增添令人垂涎欲滴的色彩和香氣，或是防止腐壞。總而言之，它們是以食品業者的利益為優先的物質，這麼說並不過分。

這些添加物可以大略分為「合成添加物（指定添加物，四百五十四種）」和「天然添加物（既存添加物，三百六十五種）」兩大類，其中特別需要注意的是「合成添加物」。日本厚生勞動省將「合成添加物」區分為兩類，分別是「不存在於自然界的合成物質」和「模仿自然界現存成分，以人工合成的化學物質」。簡單來說，大部分的合成添加物都是「來歷不明的化學物質」。

可怕的是，這些含有化學成分的添加物，很可能對我們的身體產生各式各樣的負面影響。所有食品添加物都受到國家的安全認可，這是當然。但是安全性的檢驗方式，是使用老鼠等動物進行實驗，以類推方式進行，例如「動物實驗取得這個數值，以此類推，用在人身上應該也沒問題」，並沒有實際使用人類的細胞與基因進行檢驗。更甚者，大部分食品裡面都含有一種以上的添加物，而兩種（或以上）食品添加物混合之後會產生什麼樣的反應，都還是未知數。

好一陣子以前，各種添加物的安全性就已經引發疑慮，例如致癌、造成器官功能衰減，或是引起過敏反應等爭議。

舉例來說，我們在食品標示上時常看見的合成著色劑「人工色素」、常做為火腿及明太子保色劑使用的「亞硝酸鈉」、人工甜味劑「阿斯巴甜」、「蔗糖素」、「乙醯磺胺酸鉀」等等，這些物質都具有致癌爭議。

人工色素可能造成器官功能障礙、過敏，阿斯巴甜則是與腦部腫瘤、白血病有所關聯，蔗糖素和乙醯磺胺酸鉀則會造成肝腎功能障礙，還可能引起免疫系統功能衰退。

此外，充滿添加物的食品吃進體內後，已經證實會大幅減少腸內細菌的數目、削弱益菌的活性，也就代表免疫力會隨之降低。

食品添加物就是如此危險。

所以我做足所有的努力，避免把它們吃進身體裡。

身為全力追求身體康復的人，我會盡可能避開充滿添加物的加工食品。準備新鮮食材，以簡單的方式烹調食用才是最好的。實行這種飲食方式之後，我的舌頭和身體都更敏銳了，偶爾吃到添加物，身體便會產生嘴破、胃部不適等反應。有趣的是，從實行長壽飲食的時候開始，太太和我幾乎採取相同的飲食方式，但她對添加物的反應卻比我更加明顯。她吃到添加物不但會嘴破，身體還會以頭痛、嗜睡等方式表達抗議。

不論如何，我認為身體出現這種拒絕反應正是最好的證據，表示食品添加物對人體來說確實是多餘的東西。

除此之外，「基因改造作物」對人體的影響尚未明朗，進口食材則有過季疑慮，這些食材我都會盡量避免使用。

要保護自己、避開令人擔憂的食品，一定要在購買前仔細確認商品背後的標示（原則上廠商有法律義務，必須標示食品添加物的名稱）。也許你會看到標籤上寫著費解的化學名稱，不過至少要記住以下幾點，相信能在挑選食品的時候派上用場。

◎標示順序

原則上會先標示原料名，後標示食品添加物。名稱基本上是依據使用量多寡排序，寫在越前面的添加物含量越多。

◎用途與物質名稱一併標示

以這種方式標示的物質大多都很毒。例如「保色劑（亞硝酸鈉）」、「防腐劑（山梨酸鉀）」、「抗氧化劑（亞硫酸鹽）」……等等。

◎合併標示

根據規定，食品如果含有多種相同用途的物質，則允許省略化學名稱，只標示用途。例如使用檸檬酸、乳酸做為酸味劑時，只會標示「酸味劑」。這種情況下，多種物質被合併為一項標示，無法得知究竟使用了哪些物質，難以判斷實際的危險程度。總之請記得，包裝上如果只標示「用途名稱」，那就代表那一項用途含有兩種以上的添加物。

◎免標示

原料裡含有的添加物可以不必標示。舉例來說，某市面販售的「風味柚子醋」，標示原料為「醬油、水飴、釀造醋……（略）……」。但是其中的「醬油」是否含有防腐劑等添加物，則不得而知。

飲食控制癌症的七大原則

1. 食用在地採收的當季食材
2. 食材完整入菜，連皮一起吃
3. 積極攝取溫熱身體的陽性食物
4. 營養均衡的「雜食」最有效
5. 食用生命力旺盛的蔬菜
6. 動物性蛋白質是活力來源
7. 全力避開食品添加物

3

遠離癌症的根本：先換掉調味料吧！

選用品質優良的「真正」調味料

如果使用對身體不好的調味料進行烹調，不論選了對身體多好的優質食材都是枉然。要做出好料理，食材固然重要，但調味料更重要。改善飲食的第一步，應從調味料開始。

一定要選用品質優良的「真正」調味料，這是我的飲食養生法中最重要的一點。

一般來說，料理的食材每天都不同，調味料則是固定使用擺在廚房（或是冰箱）的那幾瓶，每次只取出必要的量使用。但是，如果廚房裡擺的是劣質的調味料，那可不能不考慮它給健康帶來的風險。

看看用得半滴也不剩的醬油瓶，那表示瓶子裡裝的醬油全部都吃進了身體裡。調味料雖然每天只吃進一點點，卻是我們長期持續攝取的東西，必須慎選為上。

說起來，實在有太多人低估了調味料的力量，以及它們對身體產生的影響。

我要在此以廚師的立場強調，優質的調味料可以襯托食材的味道，帶來富有層次感的風味。最重要的是，優質調味料含有豐富的天然健康成分。

所以，如果你用的是不純的調味料，應該馬上換成「真正」的調味料。優質的調味料，可以幫助提升身體的活力。

只差幾十元，卻能保住你的命

在我建議購買優質調味料的時候，常常會有人面露難色地說：「實在有點貴耶，還是算了……」

對於這些還在猶豫不決的人，以下是我的反駁。

一般來說，優質調味料頂多只貴了幾十元。而且調味料這種東西，也不會在買來之後馬上喝（吃）個精光，每次只用一點點，買回家後至少可以用一個月。若是把售價除以使用天數，那真的是小錢而已。多花這麼一點點錢，就能帶來改善身體狀況的效果，守護我們的性命——不是也能這麼想嗎？

而且，在後續章節也會詳述，我不僅自己力行「吃飯七分飽，六分更健康」，同時也向人推薦這種飲食方式。因為我認為，給腸胃一點「休息時間」，對於改善自然治癒能力也有很好的效果。

持續這種飲食方式，必定會節省食材費用，多出來的預算拿來買稍微貴一點的調味料，那不是正好打平了嗎？

買齊了優質的調味料之後，「柚子醋」、「麵條沾醬」、「丼飯醬汁」都可以用簡單的配方自己調製，也比較省錢。我自己就是這麼做。

堅持食用天然的東西，就能大幅降低吃進人工添加物的機率。

其實，告訴大家一個秘密（？），雖然嘴上說得一副很了不起的樣子，但我也不過是個人。偶爾中的偶爾，我也會忍不住跑到商店街吃外食。只有那時候，我會忘記自己是個癌症患者，心裡的重擔也稍微減輕了一些。回家之後，我會試著用家裡的調味料重現餐廳裡的美味，這時我才注意到一件事。

身為廚師，我吃到一種調味料的時候，能夠推測它的種類和做法。我做出來的味道和外面是一樣的，分量也幾乎相同。但是，自家做的料理就算不小心多吃了點，腸胃也不會不舒服。

外面的餐廳往往使用食品添加物，據說吃下含有大量添加物的東西容易得到飽足感。我想可能是這個緣故吧。

高品質的調味料都是天然的，所以不會有這種現象。

如何辨別「真正」的調味料

我曾經帶著幾位對料理有興趣的家庭主婦，到超市選購食材。我想知道她們都用什麼標準挑選調味料，於是問了一個問題。

在調味料陳列區，醬油的架子上排滿了各色商品。

我指著那些商品問她們：

「這邊有這麼多種醬油，如果要買品質好的，妳會挑哪一種呢？」

結果，主婦們拿起來的都是設計高雅的瓶子、富有品味的黑色瓶子、標籤精美的瓶子……

果然不出我所料。對她們來說，判斷優良品質最顯眼的標準，就是看起來造價高昂的瓶子和充滿高級感的標籤。所以調味料製造商才會這麼講究外包裝的設計……不過這也不是調味料才有的現象就是了。

我們把瓶子轉到背面一看，那些醬油的原料中果然含有食品添加物。

「妳們看，裡面加了這麼多多餘的東西。千萬不可以被包裝設計和標籤迷惑了。」

「哎喲！」主婦們聽我這麼說，這才仔細端詳自己挑選的醬油瓶，露出驚訝的表情。

只憑包裝外觀，無法判斷調味料的品質。挑選時別被包裝影響，商品拿在手中，第一件事就是確認原料標示。

例如釀造「真正」醬油的原料，只有大豆、小麥、鹽、麴、水而已。如果含有其他東西，那就是某種「偽物」。

現在靠著化學的力量，可以讓食品做出各種變化。要得知其中真偽，最起碼的方法就是原料標示，所以採購時一定要仔細確認。

另外還有一個方法可以辨認出「真正」的調味料，而且幾乎在任何調味料上都適用。

首先，把最上等的調味料買回家，雖然價格不菲，也要忍痛買下去。然後仔細觀察它的顏色，嗅聞它的香氣，含在口中細細品嘗它的味道，讓五官牢牢記住這種調味料。

經過如此仔細品味之後，下次要採購日常使用的調味料時，五官的記憶就能派上用場。該怎麼說呢，你自然會明白什麼是身體和大腦感到排斥的添加物。

這種方法聽起來雖然原始，不過效果意外地好，各位不妨試試。

切忌一次買一大瓶

調味料畢竟是天天要用的東西，所以很容易一口氣買下大瓶包裝的商品，價格也比較划算。打折的日子，很多人看準了時機，購物籃裡一放就是兩三罐，趁著便宜先買回家放。

但是，想盡量保持調味料新鮮的話，應該要避免採購大包裝的商品，選擇容量較少的產品才是上策。我自己會盡量挑選中瓶或小瓶裝的調味料，而且也不會事先買起來放，總是在每次用完之後，再購買製造日期較新的一罐。

另外，注意不要挑選大廠牌的調味料，這一點非常重要。因為大廠調味料大多添加了防腐劑。

有名的大廠一次生產大批的商品，透過各種銷售管道賣到全國，有時甚至出口到國外。在這種情況下，必須確實防止商品腐敗。

以前的人醬油用完了，得自己拿著空瓶子到店裡打醬油，老闆用漏斗和量筒舀著賣，以量計價，這是古早的銷售方式。現在則是完全依賴各種流通管道，要把日本九州的東西賣到遙遠的北海道，就必須加入各種添加物。

挑選小廠商的產品，找到「真正」調味料的機率較高，所以我認為盡量挑選小廠出品的調味料比較安心。

攝取真正的調味料・各種調味料的挑選建議

鹽

氯化鈉含量九五％以上的鹽不要買，天然鹽最好

近來老是四處聽到人家說，減鹽對身體比較好，吃太鹹不僅不健康，還會致病等等。不過我反而覺得，「鹽分應該固定攝取」。

但是前提是「必須使用天然鹽」。

所謂的天然鹽，指的是曬乾海水製成的「海鹽」，或是被封鎖在陸地上的海水蒸發之後濃縮、結晶化形成的「岩鹽」等。日常使用的鹽巴，一定要用這種天然鹽才好。

和天然鹽相對的，是以化學方法人工製成的「精製鹽」。

說這些精製鹽是工業產品也不為過，氯化鈉含量九九％的高純度（？）精製鹽也所在多有。至少，只要包裝上標示的氯化鈉含量高於九五％，那就不是我們該選購的好鹽。

由於生產成本低廉，現在這種精製鹽成為市面上的主流，人們吃進體內的可能性很高。如果使用的是精製鹽，那的確有必要減鹽。不過我所謂「必須攝取」的鹽，並不是那種人工的假鹽，而是天然鹽。

鹽分約占人體重的〇．九％，是不可或缺的物質。人體透過排汗、排尿等排泄作用保持健康，過程中少不了鹽分。鹽還可以防止風寒、預防中暑，所以必須時常補給，別讓身體缺鹽。

此外，鹽分還有個重要任務鮮為人知，那就是幫助膽汁發揮作用。食物經過胃裡的強酸消化，來到十二指腸的時候，膽囊會分泌強鹼性的膽汁，協助消化作用。此時如果鹽分不足，膽汁就無法發揮完整的效用。

因此，要達到身體康復的目標，鹽可是扮演了關鍵的角色。

私房推薦鹽

- 葛宏德天然海鹽（細粒）（販）各大通路
- 喜馬拉雅岩鹽　玫瑰鹽（販）各大通路
- 精選好鹽　藻鹽（こだわりの塩　藻塩）（販）中浜觀光物產

醬油

原料含有「脫脂大豆」的醬油不要用

「真正」的醬油是怎麼製成的呢？傳統的醬油是用以下的工法釀造而成。

原料是大豆、小麥、鹽、麴、水。

首先將麴菌混入大豆與小麥中，進行製麴。接下來在麴中加入鹽水使之發酵，製成的東西就稱為「醬醪」。

醬醪在木桶中經過一年以上的發酵、熟成之後，壓榨出來的醬汁就是醬油。

這就是「真正」的天然釀造醬油。

醬油在熟成過程當中產生了香醇的風味，麴菌也會為之添加滿滿的活酵素。富含酵素也是天然醬油的優點之一。

但是這種釀造方式費時也費力。

在這種狀況下研發出來的，就是原料不採用大豆，而改用「脫脂大豆」的醬油。

「脫脂大豆」，顧名思義就是「榨乾油脂後的大豆」，是完整大豆加工後的殘餘物，簡單說就是豆渣。

以人工的方式硬是讓這個「剩下的豆渣」發酵之後，竟然可以做出外觀和醬油一模一樣的東西，而且竟然只需要一到兩個月的釀造時間就能完成。

不過，由於省略了天然發酵、熟成的過程，所以這種醬油釀不出「真正」醬油香醇的風味。為了解決這個問題，製造廠商選擇的是——加入化學調味料等食品添加物。

更甚者，大豆在進行脫脂加工的時候，並不是直接以物理方式壓縮，而是使用藥物分解大豆裡的脂肪。這種溶劑是否殘留在加工完成的產品當中，我們無從得知。相關使用規章只要求溶劑「不可殘留在最終食品當中」。

很遺憾，現在市面上流通的醬油，大多都是以「脫脂大豆」加工而成的。這種醬油成本低廉，製造過程省時省力，這些優點和經濟至上的社會傾向一拍即合。

用傳統工法生產優質醬油的釀造場，數量雖然比以前少，但仍然存在於日本全國，記得選用他們釀的醬油。

「真正」醬油的原料標示是「大豆、小麥、鹽」，只有這三項（包裝上省略麴和水的記載）。若是看見四項以上的原料，那就必須提高警覺，千萬要牢記這一點。

我要在此再三強調，絕對不能把毒素吃進身體裡。

私房推薦醬油

- 丸中釀造醬油（販）丸中醬油
- 純 大和（販）酛地醬油
- 特選丸大豆醬油（販）金兩醬油
- 重釀醬油（販）有田屋

味噌

選自然的「生味噌」，味噌湯勿加熱超過六〇度

前文談「鹽」的章節已經提過我對減鹽的看法。減鹽主義的擁護者每次一定會舉出來攻擊的就是味噌湯，他們提倡「應該盡量避免喝味噌湯，或是選用減鹽味噌」。

竟然要用減鹽味噌，真令人不敢相信。減鹽味噌為了減少鹽分，反而借助了食品添加物和精製鹽來調味啊。

味噌的製造過程確實需要使用不少鹽。但如果用的是天然鹽，那就沒有問題了（話雖如此，還是不應該過量攝取）。

再說，煮味噌湯的時候，我們通常不會只把味噌溶到熱水裡就舀來喝，而是放入海帶芽、豆腐，再加上青蔥等各色蔬菜當配料之後，才會端上桌享用。

其實常用來搭配味噌湯的這些佐料，多半都含有豐富的鉀。鉀是可以促進排除體內多餘鹽分的一種礦物質。換言之，味噌湯和這些配料一起喝，恰好可以抵銷掉裡頭令人不安的鹽分。

因此，日本人為了保健而飲用味噌湯的習慣，可說是十分合理。我每天最少會喝一碗味噌湯，配著糙米飯飲用。

不過煮味噌湯的時候，有一點必須注意。

味噌中的麴菌在六〇度左右便會死亡，所以烹調時水溫不可高於六〇度。

我會先把配料放入鍋中煮熟，熄火後把鍋子移開火源，讓熱水冷卻到六〇度以下，這時才溶入味噌。用這個方式烹調並不會增添多少麻煩，各位讀者不妨試試。

不過味噌也和醬油一樣，有「真正」的天然熟成味噌，就有「假味噌」的問題。

「天然熟成味噌」是以國產大豆（或是麥子、糙米、黑豆等）為原料，加入麴和天然鹽，需要一至三年的時間熟成。但是市面上也存在速成的味噌，廠商以人工方式調節溫度、加入食品添加物，把漫長的釀製期間縮短至一個月左右，業界稱之為「速釀味噌」。

令人髮指的是，現在市面上流通的味噌，大多數都是這種低成本的「速釀味噌」。雖然在包裝標示上不會寫明「速釀味噌」，但如果你看見標籤上出現各種殺菌用、防止變色用、防腐用……等等的食品添加物，就是它了。不用說，這種味噌裡沒有半隻活的酵母菌。

附帶一提，包裝上標示的「無添加」只表示產品內不含食品添加物，並不能確保裡頭含有酵母。

- 含有活酵母菌的味噌會標示為「生味噌」。
- 經過長期熟成的正統味噌，包裝上會標示「天然釀造」（天然釀造同時也代表不含添加物）。

請記得，具備以上兩點，才能證明它是「真正」的味噌。

如果住家附近找不到傳統味噌釀造廠，透過網路搜尋也是一個好辦法。我把自己找到的優質味噌記在這一小節的最後面，各位讀者可以參考看看。

味噌是日本自豪的傳統優良發酵食品。

它具有強力的抗氧化作用，能夠去除體內的活性氧，避免活性氧傷害細胞、誘發疾病。

味噌的這種特殊效用，在改善放射線威脅上也能發揮效果。動物若是暴露在放射線中，體內會產生大量的活性氧，破壞正常細胞。味噌排除體內放射性物質的能力十分優異，日本廣島大學發表的研究成果顯示，攝取味噌可以保護身體免於放射線的危害。

在全世界的大豆發酵食品中，味噌、納豆以及發源於印尼的丹貝，也一同登上抗氧化物質含量的前三名。

這是日本人體內不可或缺的能量。

私房推薦味噌

- 熟成 與一味噌（白味噌／赤味噌）〔販〕屋本店
- 自然栽培玄米味噌 玄人〔販〕丸川味噌
- 無添加 大寒釀味噌〔販〕山吹味噌

油

挑選油品掌握健康的關鍵

脂質是構成人體、供給能量的重要營養素。它占了大腦組織成分的一半，能夠祛寒、保持體溫，皮脂還可以形成身體表面的保護層。脂質是合成荷爾蒙的材料，它在體內同時也負責滋潤腸壁，具有使糞便排泄暢通的功能。

脂質的眾多功能當中，有一點特別重要：它是構成體內細胞膜的原料。細胞膜負責攝入細胞必須的營養和水分，排除不要的廢物，是維持細胞存活的重要角色。

我們想要產生強韌的細胞、活化身體的生命力，這可是不容錯過的重點。

不論如何，身體不可或缺的脂質源自於飲食中的油，因此一定要攝取優質的油品。

眾所周知的優良油品有芝麻油、亞麻仁油等等，種類繁多，不過我主要選用的是橄欖油。橄欖油是橄欖果實榨取出來的植物油，其中最高品質的油稱為「冷壓初榨橄欖油（extra virgin olive oil）」，我平常使用的就是這種油。

冷壓初榨橄欖油不像其他種類的橄欖油經過精製，生產過程中也完全沒有使用化學藥品或加熱處理，只以物理加壓，仔細將油榨取出來後，再以遠心分離機將油與水分開。

這樣榨出來的油，單元不飽和脂肪酸（Omega-9）含量高達七五％，性質安定，不易酸化（酸化變質的油品會導致心肌梗塞、癌症、阿茲海默症、憂鬱症等駭人聽聞的疾病，不可不慎）。

單元不飽和脂肪酸中的油酸，可以降低血中的壞膽固醇，又不會降低好膽固醇，因此是幫助預防動脈硬化的好幫手。

另外，冷壓初榨橄欖油也含有豐富的維生素E和多酚，具有強大的抗氧化作用，可以提升身體的免疫力。它的膳食纖維含量也高，是對腸胃很好的一種油品，對於改善便秘也十分有效。

這種油不易酸化、耐加熱，可以靈活運用於各種烹調方式，我會在以平底鍋快煎魚、肉時使用。冷壓初榨橄欖油的味道很好，可以直接食用，這也是它的魅力之一。

選購冷壓初榨橄欖油的時候，記得選擇酸價〇．八%以下、裝在深色玻璃瓶內的產品。橄欖油不耐日照，若是瓶身顏色太淺或以塑膠瓶盛裝，遮光效果不佳，油品容易變質。

但是也有廠商將劣質的橄欖油裝進外型高雅的深色玻璃瓶內販售，所以也不是說，只要看到裝的是深色的瓶子就能安心購買，這也的確是事實。

那麼該怎麼辦才好呢？

在本章開頭曾經提及「用五官記住高級調味料的味道」，其實最適合運用這個辨認法的調味料，說不定就是橄欖油了。優質油品具有一些共通的特質，各位讀者不妨試著辨認看看。

冷壓初榨橄欖油算是一種生鮮食品，記得選購製造日期較新、小瓶裝的橄欖油使用。

油品買回家之後，請注意它的保存溫度。若是長期放置於溫度高於三〇度的地方，例如瓦斯爐旁邊，那橄欖油可是會劣化的。冬天氣溫如果降到八度以下，瓶子裡會出現白色結晶，這是橄欖油的天然成分，也是它的品質保證，只要溫度回升，結晶就會消失。

不過，這種「結晶⇔還原」的過程如果重複太多次，雖然不至於產生使用上的問題，但是仍會造成橄欖油的香味流失。因此，在炎熱的夏季也不要將橄欖油放進冰箱裡，你可以將它存放在廚房的陰涼處，例如流理台下方就可以了。

除了橄欖油之外，「米油」最近也引起了我的注意。還想再健康一點、再健康一點——我每天以此為目標，密切關注各種資訊，因此我敏銳的雷達碰上米油，立刻產生了反應。我已經開始嘗試攝取米油了，身體的感覺相當不錯。

市面上有不少東南亞產的米油，但品質良莠不齊，所以要使用的話還是選日本產的最好。

日本米油大多產於東北到北陸一帶盛產稻米的地方，一般的菜籽油只要用一〇〇克的菜籽，就能榨出三〇克的油；相較之下，米油使用的是糙米碾成精米時落下來的米糠，每一〇〇克的米糠只能榨出十四克的米油，所以價格也不便宜。

不過米油的優點遠遠蓋過了這個小缺點。米油當中含有生育三烯酚（Tocotrienol），這種物質又稱為超級維生素E，具有強大的抗氧化作用。它的抗氧化能力高達一般維生素E的五十倍，其淨化血液、預防失智症及動脈硬化的效果值得期待。

只不過，希望各位讀者不要誤會，並不是因為米油有益健康，所以只吃米油就好。不論冷壓初榨橄欖油或是米油，都只是烹調過程中使用的工具之一。舉例來說，我們準備了富含維生素E的油品，還要加上富含維生素A的蔬菜，再佐以含有維生素C的蔬菜……如此在料理過程中達成均衡，才是我的基本思考方式。

所以，選好油不能只看油品本身的營養，而是應該想想：使用這種油，可以結合哪些健康食材，又該以什麼方式烹調？安排菜色時，必須保有這種寬廣的視野。

只要掌握了這些觀念和知識，廚房裡的油也不必局限於一種，可以準備好幾種油品，分別運用在適合的料理上。

要提升身體的元氣，就必須均衡攝取各種營養。

挑選好油的時候，一定要謹記這一點。

私房推薦冷壓初榨橄欖油

- ORCIO SANNITA 冷壓初榨橄欖油 〔販〕各大通路
- La Bella Vita! OLIO EXTRA VERGINE DI OLIVA 〔販〕各大通路
- Casas D Hualdo Arbequina 〔販〕各大通路

砂糖

精製砂糖是最猛的毒

不管怎麼說，砂糖（經過精製的上白糖、細砂糖、三溫糖等）在全世界為數眾多的食品當中，都是最強的猛毒。

理由可多了：

① 砂糖分解速度快，會使體內血糖值急速飆高，導致腦血管疾病、糖尿病等嚴重疾病。

② 攝取砂糖會導致骨骼、牙齒、肌肉中的鈣質流失。這是因為砂糖在體內受到分解時，人體必須消耗鈣質，才能維持血中鈣與磷濃度的平衡、調整血液ｐＨ值。

③ 砂糖是酸性食品。人體在弱鹼性的環境下才能常保健康，體質偏酸則容易生病。

④癌細胞喜歡高糖的環境，所以砂糖等於是癌細胞的養料。

⑤砂糖的原料是甘蔗，而甘蔗產於南方，屬於陰性食物，容易導致體寒。

⑥從甘蔗提煉砂糖的過程中，必須使用大量的化學藥品。

⑦同時，經過提煉之後，甘蔗中原本含有的維生素、礦物質以及其他營養素全都消失無蹤。

……等等，壞處簡直多得數不清。

砂糖對身體這麼不好，我們為什麼要主動攝取它呢？

如果需要甜味，我推薦改用楓糖漿。

百分之百由楓樹樹液製成的楓糖漿，不僅熱量低，還含有豐富的鉀、鈣、鎂等礦物質。舉例來說，每一〇〇公克的砂糖僅含有二毫克的鉀，楓糖中卻含有二三〇毫克。每一〇〇公克中的鈣質含量，則是砂糖的一毫克對比楓糖的七五毫克。

此外，美國的研究團隊發現，加拿大產的楓糖漿中含有抗氧化、抗發炎的物質。

我想，楓糖漿應該比砂糖健康很多。

燉煮料理的時候使用本味醂，即可取代砂糖的甜味。真正的日本料理專家以「高湯與本味醂」為基礎，便能調配出好味道。

常有人認為和食菜肴中絕對少不了砂糖，其實並非如此。

私房推薦甜味料

- 北海道產 甜菜含蜜糖 〔販〕MUSO
- 羅漢果顆粒 〔販〕羅漢果工房
- H.T. EMICOTT楓糖漿NO.1 Light 〔販〕各大通路

味醂

讓風味更濃厚、美味，可代替砂糖使用

釀造味醂的原料很簡單，只有糯米、麴、燒酒這三項而已。

不用說，優質味醂使用的是日本國產糯米、日本國產米麴以及米燒酒。把這些原料混合在一起，經過短則一年、長則三年左右的發酵熟成，味醂就完成了。這就是所謂的「本味醂」，酒精濃度約有十三．五～十四．五度，擺在酒品專賣店裡銷售。

真要說的話，「本味醂」算是保留稻米甜味釀製而成的「酒」。不僅能夠消除魚肉的腥味，還能為料理增添醇味、光澤、鮮味，還能賦予適度的甜味。味醂有益身體健康，帶有發酵食品獨特的香甜，有它在，根本不需要依賴砂糖。

但是市面上的味醂當中，也存在廉價的「偽物」。有些廠商把原料中的米燒酒換掉，改用芋燒酒；這還算好的，有的甚至改用「釀造用酒精」。

這些以工業方式製成的味醂，基本原料是日本國產糯米或泰國米、米麴，另外還加入了酵素、釀造用酒精，以及數種食品添加物調味。這種味醂的包裝上沒有標示酒精度數，因為它們用的是現成酒精，歸類為加工品。換言之，不必是專門賣酒的店鋪也可以販售。

假味醂的製程只需要兩個月，而且採用這種工業製法的味醂也叫做「本味醂」，容易誤導消費者。所以，選購「本味醂」的時候，一定要仔細確認背面的原料標示，當然選購其他食材的時候也一樣。

一般人也許會以為假味醂就是所謂的「味醂風調味料」，其實並不然。「味醂風調味料」是更誇張、不明所以的產品。它的原料是「澱粉、水飴、化學調味料、食品添加物」，你看看，竟然是用這種東西做出來的。製造期間更短，只要一到兩天就夠了。

「本味醂」可是需要經過一至三年才能熟成，這些「贋品」、「偽物」實在令人搖頭。

「本味醂」究竟有什麼特徵，和「假味醂」、「味醂風調味料」又有什麼差別呢？「本味醂」最大的特點在於它的覆蓋效果，也就是以燉煮等方式烹調時，能夠覆蓋食材表面，形成薄膜，使味道均勻滲入鍋內的食材當中。只有「本味醂」能夠辦到這一點，使用釀造用酒精的假味醂完全沒有這個效果。

如果用味醂燉魚的時候，看見表面形成了漂亮的薄膜，即可判斷它確實是「本味醂」。

另外，也可以用味道判斷。三年熟成的「本味醂」香味豐醇，喝了口齒留香。那也是當然的，畢竟它採用的是和酒相同的釀造過程。

至於其他的假味醂，我一次也沒喝過。這麼恐怖的東西，你敢喝嗎？

私房推薦本味醂

- 三年熟成純米本味醂 福味醂 〔販〕福光屋
- 純三河本味醂 〔販〕九重味醂
- 愛櫻 純米本味醂三年熟成 〔販〕杉浦味醂

醋

幫助維持體內的弱鹼性環境

「醋是鹼性的！」聽了這句話，大多數人都會露出「咦？」的表情。

醋含有三～五％的醋酸，嚐起來有酸味，因此容易認為它是酸性，事實上卻不然。醋吃進體內之前確實是酸性的，不過它在人體內分解之後，會留下鈣、鈉、鉀等礦物質，因此屬於鹼性食品。

不僅如此，它還是非常優秀的健康食品，富含鹼性能量。疲勞的身體會傾向酸性，而醋則能協助維持體內的鹼性環境，幫助身體復原。

基本上，醋是以合適的原料（米、麥、梅子、蘋果、柿子、葡萄……等），經過醋酸菌發酵而釀成。不過，其實只要有上述素材釀成的酒，酒裡的乙醇接觸到空氣中的醋酸菌，就能輕易產生醋。

自古以來，各地釀出了各式各樣的酒，自然也隨之產生了各式各樣的醋，廣泛存在於世界的每個角落。

日本主要的醋有米醋、糙米醋、酒粕醋等。發源於西方的醋，則有葡萄酒醋、巴薩米克醋、麥芽醋、雪莉酒醋等，蘋果醋則是在美國特別受到歡迎。

這些醋現在隨處都買得到，各位讀者不妨試試它們別具特色的風味與香氣，選出喜歡的醋，納入自己的日常飲食當中。

醋擁有強效的殺菌力與防腐、保存能力，在廚房裡也是可靠的幫手。它能夠消除魚貝類的腥味、沖淡料理的鹹味，燉煮、煎炒時加點醋提味能增添料理的層次感，美味加倍。

在飲食之中攝取醋，可以減緩血糖升高的速度，也具有降低血壓的效果。

另外，醋酸作用在內臟脂肪上，也有預防肥胖的效果，還能抑制發炎與過敏反應。

想要保持身體健康，持續攝取醋是非常重要的。

我會用醋、醬油、味醂製成三杯醋，用來調味涼拌海帶芽、水雲褐藻；把扇貝或鮭魚淋上葡萄酒醋，製成義式生魚片；如果有剩餘的蔬菜，則用醋醃成泡菜，嘗試以各種方式「吃醋」。

順帶一提，魚、肉撒上鹽與胡椒烤熟後，可以淋上一點巴薩米克醋食用，這個吃法雖然簡單，卻美味得令人驚豔，各位不妨試試。

經過長時間釀造的天然醋，除了醋酸之外，還含有其他有益健康的有機物，令人不禁讚嘆這些發酵食品蘊含的力量。

選購時必須注意的是，盡量挑選原料單純、不含酒精與添加物的產品。若是日本製的醋，也可以挑選包裝上標示「純」字的商品，例如「純糙米醋」、「純米醋」、「純蘋果醋」等。

我之所以這麼說，是因為市面上也出現不少未經長期發酵、使用釀造用酒精為原料，用機器迅速達到發酵狀態的產品。請小心注意原料標示中是否出現「酒精」等字樣。

超市裡陳列醋的架子上，偶爾會出現名為「合成醋」的商品。這是完全沒有經過發酵的「醋」，是用各種調味料和添加物調製出來的東西，改善身體酸鹼值的效果也令人存疑，不值得購買。

私房推薦醋

- 純米釀造醋 壺之醋 〔販〕鳥羽屋醋店
- 加計呂麻島 甘蔗醋 〔販〕奄美自然食本舖
- 有機糙米烏醋 〔販〕庄分醋

如何攝取
真正的調味料

鹽 避免使用氯化鈉含量九五%以上的鹽

醬油 不使用原料含有「脫脂大豆」的醬油

味噌 挑選自然釀造的「生味噌」，味噌湯不加熱超過六〇度

油 選用冷壓初榨橄欖油、米油等優質油品

砂糖 不使用精製砂糖

味醂 以味醂取代砂糖

醋 維持身體的弱鹼性環境

4

我的私房續命飲食法

主食吃糙米最好

稻穀去掉外側的穀殼，就成為糙米。糙米再除去米糠層和胚芽，只留下胚乳的部分，這就是白米。不過，這些被去掉的部分，卻含有豐富的營養和維生素。

例如協助將醣類轉化為能量的維生素B1，抗氧化、防老化的維生素E，還有鉀、鈣、磷等礦物質。而且也含有豐富的膳食纖維，可以幫助整腸。此外，米糠層還含有強化人體免疫力的物質。

白米的優點是容易入口、易消化，不過它和糙米有個決定性的差異，那就是：糙米才是「活的」米。

把白米浸泡在水中，它只會腐敗；把它埋進土裡，再怎麼努力澆水，也不會抽出新芽。

反觀糙米，只要在水中浸泡幾天，或是埋進土裡、澆點水，它就會發芽。

這代表糙米蘊含充沛的生命力。我長久以來選擇糙米為主食，正是因為可以完整攝取、吸納稻米的生命力。

糙米還有另一個優點：它擁有優秀的排毒能力。食用糙米，可以排除體內累積的農藥等化學物質。

當然，不論選購糙米還是蔬果都一樣，必須盡量挑選無農藥的農產品。但是，生活在這個時代，不可能完全不受化學物質影響。這時候，只要想起糙米可以幫助排除體內的毒素，便令人安心不少。

所以我認為，對於康復中的身體來說，糙米是最好的主食。它至少可以改善排便狀況，而腸道健康也會帶動身體的活力。

我有時候會直接炊煮糙米，有時候會把糙米浸在水中幾天（兩天～長則四天），培養成「發芽糙米」再煮來吃。發芽後的糙米，營養價值會大幅提升，如果情況許可，還是發芽再吃最好。

至於煮飯時的水量，白米與水的比例是一：一，糙米則要用一：一．五杯的水。如果糙米經過長時間浸泡，水量則必須考量米中含有的水分稍作調整。煮個幾次之後，慢慢就能掌握如何煮出自己喜歡的口感。

糙米和羊栖菜一起煮，可口又營養。羊栖菜也可以先在另一鍋簡單調味，等糙米炊熟了再拌進飯裡。另外，我也喜歡把糙米捏成「糙米飯糰」食用。做法很簡單，只要把剛炊熟的糙米淋上一點（嚴選、優質的）醬油，捏成飯糰即可，這種吃法實在美味。各位不妨也想想幾種新點子，享受變化的樂趣。

我還有一個秘方：炊煮糙米的時候，加入一點點無糖優格，即可改善糙米「口感粗硬」的缺點，大約掌握半公升糙米加入一茶匙優格的比例即可。優格能破開糙米最外側的硬皮，因此這樣煮出來的糙米較容易入口。老實說，我只會固定攝取植物性乳酸菌，動物性乳酸菌則是盡量避免（詳見後文），但煮飯時的使用量微乎其微，而且目的是為了改善糙米口感上的缺點，所以我不會過於計較。而且說起來，我也沒有那麼介意糙米的口感，不喜歡粗硬口感的讀者不妨一試。

我偶爾也會自製糙米茶（玄米茶）飲用。做法很簡單，以平底鍋乾炒糙米，炒至米粒帶黃褐色即可。不過請注意，如果使用的不是真正的無農藥糙米，等於是把濃縮的農藥泡進茶裡喝下肚，購買時得睜大眼睛。

我是從信任的米店購買糙米，選購時如果不放心，可以再向店家確認購買的是不是無農藥的產品。

採購的訣竅是，每次只買小包裝的糙米，快用完的時候再買下一包。因為糙米是「活的」，新鮮與否很重要。如果一次買一大包，米粒會在袋子裡慢慢老化，買了大包裝卻因此後悔的人可不少。糙米買回家後，最好冷藏保存。

最近市面上也出現了一種「金芽米」，它保留了糙米的營養，去掉不必要的外皮，比一般的糙米更容易入口。想吃得方便的讀者，試試這類產品也不錯。

自來水盡可能除去氯、三鹵甲烷等物質再使用

使用自來水，我總是非常小心。

要烹調健康料理，水質很重要。自來水的問題在於其中含有氯。氯一旦進入人體內，便會產生活性氧。活性氧比一般的氧氣更容易發生化學反應，活性氧增加不僅會導致各種疾病，還會加速老化。不僅如此，氯和有機物反應後，還會產生名為「三鹵甲烷」的有害物質。

三鹵甲烷是一種致癌物，對於中樞神經和內臟有不好的影響，還會使得異位性皮膚炎以及氣喘等疾病惡化。

因此，直接取用自來水是非常危險的。

為了盡量避免氯和三鹵甲烷的危害，先裝個淨水器會比較令人放心一點。只要是我進行烹調的地點，水龍頭一定都裝有淨水器。

但是就算裝了淨水器，我還是非常擔憂三鹵甲烷的影響，所以經過淨水器過濾的水，我還會裝到水壺或鍋子裡再煮沸一次。不過，這裡必須留意

的是，煮水時必須持續沸騰十五分鐘以上，千萬不要一看見水沸騰就熄火。自來水質的相關研究顯示，水煮沸時三鹵甲烷的含量會增加，剛沸騰時甚至高達沸騰前的兩、三倍。不過只要持續沸騰十五分鐘以上，水中的三鹵甲烷便會消失。

以上述方式處理過的水，如果不立即使用的話，可以稍微放涼之後，分裝到適合的瓶子裡，放入冰箱冷藏保存。

如果嫌煮水麻煩，或是生活忙碌、無法每天按照以上流程改善水質，那麼每天晚上睡覺前裝一桶水，靜置一晚也可以。在接觸空氣的過程中，氯會自然揮發，因此也能達到一定程度的除氯效果。

自己製作「萬能鮮味料」和「高湯」

我們在第三章提到，要保持身體健康，慎選調味料是最重要的。不過，如果特地挑選了不含人工添加物的天然鹽、醬油、味噌，烹調時卻用市面上含有味精的調味料添加鮮甜味，那可就前功盡棄了。

自製「萬能鮮味料」，不僅可以襯托你精挑細選的優質調味料，也能立即使用在各種料理上，十分便利。

在此介紹我平時使用的「神尾流萬能鮮味料」，各位讀者不妨參考看看。

這種萬能鮮味料，在湯頭不夠濃郁的時候可以加一點提味，也可以製成撒在飯上的香鬆，代替化學調味料使用。

自製的鮮味料富含胺基酸和麩胺酸，零負擔又美味。

材料全部都是自然食材，做法也非常簡單。

可以一口氣做多一點，分裝到密封罐中冷藏保存（冷凍亦可），大約可以放一個月。記得在它喪失新鮮風味前使用完畢。

另外，後面也和大家分享我的自製高湯，用來熬湯、燉煮料理皆宜，有興趣的讀者不妨親手製作看看。

神尾流・萬能鮮味料的做法

材料

乾燥干貝⋯⋯⋯20 g
昆布⋯⋯⋯20 g
小魚乾⋯⋯20 g
無染色的小型蝦（或磷蝦）⋯⋯40 g

做法

①干貝盡可能切碎，備用。
②擦去昆布表面的髒汙。昆布上的白色粉末是含有鮮味的胺基酸，別把它洗掉了。
③小魚乾去頭，拿掉內臟、腮、眼珠⋯⋯等可能造成味道不純的部位。
④把①②③準備好的材料和小型蝦一起放入食材處理機，攪得越碎越好。

神尾流・高湯做法

◎ 第一道高湯……適合用於清湯等風味細緻的料理 ◎

材料

水………1000 ml
昆布……15～20 g
柴魚（枯節）……20 g

做法

①昆布擦去表面的髒汙，剪出幾道約10公分長的切口。
②將水和①的昆布放入鍋中，以小火（60～85℃）熬煮約10分鐘。
③水沸騰前取出昆布，這樣才不會煮出雜質和腥味。沸騰後立刻熄火。
④加入柴魚，稍微滾一下後熄火，撈出水面的雜質。
⑤待柴魚開始沉澱，即可用過濾布緩緩濾出高湯。

神尾流・高湯做法

◎第二道高湯……適合用於味噌湯或煮滷料理◎

材料

萃取第一道高湯時使用的昆布與柴魚
水………1000 ml
柴魚（荒節）……10～15 g

做法

①將萃取第一道高湯時使用的昆布與柴魚放入鍋中，加入1000 ml的水熬煮，待水沸騰後再以小火慢煮約10分鐘。
②加入荒節柴魚，以小火熬煮5、6分鐘。
③撈出浮沫，熄火。柴魚沉澱後即可開始過濾高湯，濾完稍微擰出柴魚中的水分。

※也可以合併使用第一道、第二道高湯。

蔬菜借助「扇貝殼」的力量洗淨

常有人說中國的蔬菜有汙染問題，所以他們不想買、不敢吃，但其實日本的蔬菜更危險。

和世界各國相比，日本的農藥使用量可是高居前三名，大概很難找到比日本蔬菜農藥危害更嚴重的農產品了。

雖然不可能一〇〇%避開農藥，但是罹患癌症的我，實在不想再把任何毒物吃進身體裡了。這是我的心聲，也是由衷的願望。

糙米可以排除農藥的毒素，的確是令人安心的健康食材，但我還是想盡可能避免農藥進入體內。經過一番努力探尋，我終於找到了最合適的蔬菜清洗方式。

那就是利用扇貝殼的強大殺菌力來清洗蔬菜。

市面上有幾種利用扇貝殼粉製作的蔬果清洗產品，可以去除農藥和蠟，殺死大腸桿菌、金黃葡萄球菌。我在藥局挑選了其中一種，每天用它來清洗蔬果。

這種產品的外觀為細緻的白色粉末，它是將扇貝殼加熱到一〇〇〇度以上，用高溫燒製而成的產品。它的成分為燒成鈣，是一〇〇%的天然物質。

這種粉末溶進水中會和水反應，生成氫氧化鈣，具有pH12的強鹼性，能夠發揮強大的洗淨、殺菌效果。

在洗菜用的大容器內放好水，每一公升的水大約放入一~二公克的扇貝殼粉，均勻攪拌使之完全溶解，然後就可以放進蔬菜了。黃瓜、茄子、番茄，不管什麼菜都可以放進去，浸泡一〇~二〇分鐘。這時，水逐漸溶出骯髒的灰色，水面上還漂浮著油狀的物質。這層油慢慢擴散，最後形成一層噁心的膜。

把蔬菜從這盆骯髒的液體中撈出來，用清水沖乾淨之後，即可開始烹調。

雖然我並沒有以實際數據測量水中溶出了什麼物質，又溶了多少，但每次把泛著油光的髒水倒進流理台的時候，一想到把這些東西吃進體內的後果，便覺得毛骨悚然。

魚、肉類烹調前先用鹽巴搓揉，去除雜質

得知實情後令人憂心的食材可不只有蔬菜，魚類、肉品也是一樣。

肉品當中最危險的是加工肉。

加工肉是使用後腿肉等平常較少人食用、又瘦又硬的部位，或是顏色特別紅的肉塊為原料製成。進行注射加工之後，這些肉便能喬裝成（看起來）高級的肉品。

注射加工，顧名思義便是在機器上安裝一百支左右的注射針，針筒內裝入黏著劑、牛脂、鮮味劑等事先混合好的液體。機器移動到肉上方，所有針便會一口氣刺進肉裡。加工生產線一塊接著一塊進行注射，肉品內部充滿了注射進去的「藥」之後，原本乏人問津的肉，搖身一變成了脂肪飽滿的高

級肉品。

我處理肉類的經驗豐富，所以一眼就能分辨出這些加工肉。例如這個部位的脂肪不應該長成這個樣子，或是脂肪分布得太過均勻，充滿人工的痕跡，一看就知道不自然。吃下一口，還能嚐到人工的怪味。但是對於一般的消費者而言，這種肉只要拿去烤一烤，再淋上重口味的醬汁，我想大概就真假難辨了。

另外，重組肉也十分危險。最具代表性的重組肉便是骰子牛排。把肉拿去「動手腳」的時候，還得戴著厚厚的工作手套呢。因為必須把「接著劑」塗抹在肉上使之成型，要是不戴手套，肉就會黏在手上無法剝除。

外面常見的便宜牛肉套餐，用的也大多是重組肉。廠商低價進口橫膈膜等分類為內臟的肉渣，去掉筋和脂肪，讓工人戴著工作手套抹上「接著劑」，一塊一塊把肉糊上去。把碎肉黏成一整團之後，塞進里肌肉形狀的模子裡，冷藏靜置一會兒，假的里肌肉就完成了。

綜上所述，必須確實瞭解關於肉品的知識，隨時提高警覺才能自保。

畢竟除了加工之外，肉品還有篡改產地、狂牛症等各式各樣的問題。

現在也有農產品產銷履歷系統，消費者可以追溯到完整的生產過程，選購時請盡量挑選標明生產者的肉品。如果除了肉質優良之外，還能確認飼養時給予畜隻的是什麼樣的飼料，那就更好了，因為在飼料中添加抗生物質或基因改造作物的業者也不少。

不過，雖然說了這麼多，但消費者最後還是只能選擇信任畜牧業者和肉舖。

不論是豬肉、牛肉或是雞肉，只要對肉的品質不放心，我就會借助天然鹽的力量去除雜質。

在待烹調的肉品上均勻撒上天然鹽，稍微搓揉一會兒，多餘的水分便會從肉中滲透出來。這是最重要的一點，滲出的水分當中含有對身體不好的東西。當然，要完全排除這些不好的物質還是有點難度，但是有沒有經過這層處理，想必還是有很大的差別。

魚也一樣，對品質不放心的時候，也可以用同樣的方式處理。

例如北海道的銀鮭，牠的魚肉應該是鮮紅色的。如果在市面上看見粉紅色的銀鮭，那就是假的顏色。特別是養殖魚類，飼養過程中便使用了各式各樣的化學物質，購買時必須提高警覺。

這道處理程序十分簡單，只要準備好天然鹽即可，請各位讀者親身嘗試看看。

另外，在清洗蔬果時提到的扇貝殼粉，也可以用來清洗魚、肉類。不論要清洗的是魚類或是肉類，都一樣是以每公升的水中，大約放入一公克扇貝殼粉的比例，將待清洗的肉品放進水中，浸泡約五分鐘。

清洗魚類時，整條的小型魚類先剔骨取下兩面魚肉，如果是已經切好的魚片、魚塊，則直接浸泡。浸泡完畢之後，以清水徹底沖洗再進行烹調。

肉品和魚類經過了這道處理，都變得更不容易腐壞了。

該用貝殼粉浸泡好，還是該用天然鹽搓揉比較好呢？你可以兩種都試試看，烹調後選出適合自己的清洗方式，或是以這兩種清洗方式交互進行也可以。

你可能會問：「這樣洗不是會把肉的鮮味洗掉嗎？」但是我會立刻這麼回答：「我們需要那種『人工的』鮮味嗎？」先除去對身體不好的物質，再以健康無負擔的調味料調味就好。

盡可能將食材轉化為陽性再進行烹調

不論是人還是食材，萬物都具有陰與陽的性質——長壽飲食中的「陰陽」理論，對我產生了很大的影響，我也在自己的飲食法中加以活用。如同第二章所述，我特別著眼於陽性食物能夠溫暖身體這一點。

陽性的食物，主要有「動物性食品、生長於寒帶地區的食材」等。這些食材為什麼能夠溫暖身體呢？簡單來說，陽性是「收縮的向心能量」，「收縮→變小→比重變大→下沉→擁有收縮性質的血液細胞流向肢體末梢→身體變暖」，是這樣的原理。

與陽性相對的是陰性。讓身體變寒的陰性食物，主要是「植物性食品、生長於熱帶地區的食材」等。同樣的道理，陰性是「擴散的離心能量」，「擴散→變大→比重變小→上浮→血液上浮→肢體末梢的血液不足→身體變寒」。

醫學上已經證明，人的體溫每降低一度，免疫力大約會降低三〇%，而體溫降至三十五度以下時，癌細胞會更容易繁殖。

身體受寒是癌症患者的大敵。我必須想盡辦法攝取陽性食品，保持身體溫暖。

此外，從前日本人的平均體溫，最低也有三十六度半左右，但據說現在體溫低於三十六度的人非常之多，看來現代人的體質似乎偏向陰性。體溫偏低的讀者不妨試試我的方法，盡量攝取陽性食品。

其實，就算食材本身屬於陰性，我們仍然可以透過烹調方式將之轉化為陽性。以下就告訴大家該怎麼做。

使食材陽性化的五種料理法

經過以下的處理，便能改變食材的性質，食品成分也會有所變化。

①小火燉煮

使用瓦斯爐較理想，微波爐則不適合。由於微波爐構造的關係，微波在爐內反射進行加熱的過程中，會分解、破壞食品內部的纖維，因此吃不到食材的完整力量。

②乾燥

例如蘿蔔絲乾、干瓢、葡萄乾、柿餅、乾鮑魚、乾燥干貝……等。有時候我會自製乾香菇，只要用繩子將十個左右的新鮮香菇綁好，吊掛在屋簷下即可。一週後，等到香菇晾得乾乾脆脆的，即告完成。經過風乾之後，香菇裡的維生素D含量也會大幅提升。

③ 加壓

重石加壓醃漬、使用旋鈕加壓的簡易醃漬盒、以壓力鍋炊煮……等方式皆可。

④ 用鹽醃漬

將青梅醃成酸梅即是一例。青梅為了抵禦外敵，果實中含有植物毒素，經過鹽漬即可分解這些毒素。

⑤ 油炸、煎炒

不過千萬別使用經過精製的油品。我會建議選用冷壓初榨橄欖油、米油、初榨胡麻油等優質油品。當然，油一定要用新鮮的，切忌使用酸化變質的油。

不使用牛乳及乳製品

我們常聽說牛奶富含鈣質，有益健康。

但是牛奶中的酪蛋白會對腸胃造成負擔，消化道難以負荷，甚至還會汙染血液。

由於酪蛋白的粒子很小，只要我們的腸道稍微虛弱一點，它就會穿過腸壁，進入血管……應該說是它擅自「闖入」血管比較貼切。如此一來，便會引發各種過敏現象。

為什麼會這樣呢？

因為牛奶是給小牛喝的東西，不適合人類飲用。

此外，牛乳含磷量高也是一大問題。磷會溶出骨骼中的鈣質，可說是鈣質的天敵。人類骨骼中原本含有的鈣質，會被牛奶裡的磷溶解，鈣與磷結合為磷酸鈣後排出體外，造成骨質疏鬆症。

牛奶喝得越多，越容易引起氣喘、異位性皮膚炎、大腸炎等疾病，同時也會提升罹患癌症的風險。

所以我不喝牛奶，基本上也不食用牛奶製成的乳製品。

哺乳類只有產子的時候會分泌乳汁，但乳牛卻一年四季都能產乳，這是透過荷爾蒙藥物調整的結果。

近年來，哺乳類初乳中含有的「乳鐵蛋白」成為健康保健的新寵，因此市面上出現許多含有乳鐵蛋白的牛奶，這種乳品也是透過荷爾蒙藥物調整才能生產。所謂的初乳，只有在母牛生產後第一次分泌乳汁才能取得。

要製造這種產品，究竟要以人工方式讓一頭牛「生產」幾次？

而且，從前日本的餐桌上根本沒有牛奶，也沒有乳製品。

戰後美國以培養日本兒童的體力為由，將牛奶引進日本，飲用牛乳的習慣才逐漸普及。有一說是美國國內牛奶供過於求，所以才想出口到日本。不論真相為何，此後日本確實成了美國乳製品的進口國，這已是不爭的事實。

對牛奶價值深信不疑的人，盡可能絕口不提酪蛋白和磷的壞處，大肆宣揚喝牛奶可以攝取乳蛋白、乳蛋白對人體又有多好。

但是，所謂的乳蛋白被乳脂肪所包覆，喝再多牛奶也只能攝取到乳脂肪而已，無法攝取乳蛋白。西方人體內具有分解乳脂肪的酵素，但日本人並沒有，所以才有這麼多人喝了牛奶會拉肚子。

我想要善用日本人長久以來攝取的傳統飲食，調養我這個日本人的身體。

合於自然之理的生命之中，不應該摻入不自然的異物。

我甚至認為，不喝牛乳，說不定就是我罹患癌症，卻能存活如此之久的關鍵因素。

攝取植物性乳酸菌

乳酸菌有整腸作用，能夠解毒、排出有害物質，還能活化免疫力，對於維持人體健康扮演了不可或缺的角色。乳酸菌分為動物性乳酸菌和植物性乳酸菌兩種，我只攝取植物性乳酸菌。

我不吃動物性乳酸菌，除了因為它源自牛奶等動物的乳汁之外，同時也是因為動物性乳酸菌不耐酸，進入體內之後，容易被胃酸殺死。

有個說法主張，儘管動物性乳酸菌抵達腸道時已經是死菌，仍然可以成為腸內菌叢的養料，所以對身體還是有益的。

但是我認為，既然都決定要攝取乳酸菌了，那不如挑選耐胃酸、耐膽汁，可以活著抵達腸道的植物性乳酸菌。植物性乳酸菌只要能活著抵達腸道，便能發揮益生菌的作用，幫助維持腸道菌叢平衡。

更重要的是，植物性乳酸菌的種類多達動物性乳酸菌的一百倍以上。植物性乳酸菌擁有許多優點，它對鹽分具有耐受性，能夠與有益人體的其他微生物及細菌共存，也不容易受到氣溫等外在環境的影響。

幾乎所有蔬菜中都含有植物性乳酸菌。為了有效攝取植物性乳酸菌，我採取的行動是持續食用「醃漬蔬菜」。

不用多說，這裡指的當然不是超市裡經過食品添加物加味的「假」醃漬食品，而是經過完整發酵的「真正」醃漬蔬菜。

我平時親手製作、固定攝取的醃菜，主要有以下兩種。

第一種是長期陪伴日本人的傳統發酵食品，米糠醃菜。

它含有豐富、優良的植物性乳酸菌，而且合於日本人的體質。

糙米中三〇%的營養都儲存在「米糠」這個部分。米糠裡帶有豐富的乳酸菌、促進發酵的酵母菌，也含有各種維生素、礦物質，還有身體代謝過程中不可或缺的酵素。

我平常會準備黃瓜、茄子、白蘿蔔、芹菜……等各式各樣的蔬菜，以前文提到的「扇貝殼粉」洗淨後，放進自家的糠床裡醃漬，自己製作美味的米糠醃菜。我家的糠床經過每天悉心攪拌，提升熟成度，在幕後默默為我的身體帶來活力，是個可靠的好幫手。

另外一種則是水泡菜。

這是我參考韓國水泡菜的醃漬法，配合自己的喜好調整而成的食譜（以上兩種做法請參見下頁說明）。

加入甜菜糖（寡糖），是為了做為乳酸菌的養分。水泡菜置於常溫兩、三天便會發酵，植物性乳酸菌含量會增殖為普通泡菜的數十、數百倍不等，依照醃漬時間而定。所以食用時，務必連著醃漬蔬菜的湯汁一起攝取。

神尾流・糠床做法

材料

生米糠…………1 kg
水………………1000 ml
天然鹽…………130 g（用量為米糠重量的13%）
不要的蔬菜……適量
5 x 5 cm小片昆布（羅臼昆布、利尻昆布等）……4、5片
鷹爪辣椒（去籽）……2根
使用深度足夠、能加蓋的容器

做法

①將鹽加入水中，煮至沸騰後靜置冷卻。
②米糠中加入步驟①約八成的水量，均勻攪拌（利用剩餘的鹽水，調整到與味噌差不多的柔軟度）。
③放入不要的蔬菜（高麗菜的外層老葉、菜心、胡蘿蔔碎屑、白蘿蔔等），將表面整平，插入昆布和鷹爪辣椒。將米糠仔細壓實，防止空氣進入。
④第一週須每天攪拌兩次，早晚各一次。
⑤不要的蔬菜每三、四天更換一次，更換時記得擰出菜汁，拌入糠床中。
⑥真正要醃漬的蔬菜須洗淨，稍微以鹽巴搓揉後，即可放入糠床醃漬。
⑦每天攪拌一次（需要皮膚上的固有菌，因此請光著手攪拌）。

※糠床須保存於20～25°C的環境中，夏季請冷藏。
※糠床會吸收蔬菜的水分而變軟，屆時須添加米糠。
※定期更換昆布、辣椒。

神尾流・水泡菜做法

材料

洗米水………500 ml
天然鹽………7、8 g
甜菜糖………10 g
生薑…………1片份，切絲
待醃漬的蔬菜……適量
蘋果（帶皮）……1/2個

做法

①蔬菜（選用無農藥蔬菜）切薄片，可採用1/4圓片、長形薄片等切法，切好後撒上天然鹽。
②洗米水（使用第一次洗米呈濃白色的水）加入薑絲、甜菜糖，煮至沸騰後關火。
③趁熱將蔬菜加入②中，待降溫後加入蘋果拌勻，以保鮮膜密封，置於室溫半天～一天。

※乳酸菌會以糖分為養料發酵，因此水泡菜中吃得到酸味。
※冷藏可保存兩、三天。
※食用時記得連著湯汁一起飲用。

杏仁是優秀的營養食材

杏仁是能夠給人帶來健康與活力的優質食品。

它的優點如下：

①含有豐富的維生素E，能夠強化皮膚與黏膜，還能抗氧化、防止細胞老化。杏仁是維生素E含量最豐富的食品。

②含有豐富的油酸。每一〇〇克的杏仁中含有三十五克的油酸，是芝麻的一・八倍。油酸是一種不飽和脂肪酸，不易氧化，同時也能協助代謝體內脂肪，因此不必擔心膽固醇問題。

③含有豐富的鈣質、鐵質。

④不溶性膳食纖維豐富，其含有率相當於萵苣的九倍，能夠改善腸道環境。

⑤含有改善血流、淨化血液的成分。美國加州盛產杏仁，研究發現，由於當地居民杏仁攝取量較多，因此發生腦血栓、腦梗塞的比例也特別低。

杏仁的好處真是多得數不清。如果硬是要舉出它的缺點的話，大概只有一點：咀嚼得不夠仔細的話，容易影響消化。因此，為了完整攝取杏仁的能量，我會自製「杏仁奶」飲用，它是呈現乳白色、外觀類似豆漿的飲品。

製作杏仁奶時，使用的是生杏仁。市售的生杏仁分為甜杏仁、苦杏仁兩種，我們選用甜杏仁。不要使用市面上最常見的那種炒過的杏仁，生杏仁一旦經過炒熟，它的生命力就已經流失了。

如何自製杏仁奶

◎ 一杯份 ◎

材料

生杏仁（甜杏仁，帶薄皮）……30粒
糙米粉末（市售產品）……30～40 g
水……400 ml

做法

①生杏仁事先浸泡8～10小時（使用分量外的水）。可以在睡前先泡好。

※生杏仁含有抵禦外敵的酵素抑制物質，會影響消化，因此必須泡水將之溶出。

②除去步驟①的水分，將生杏仁與400ml的水放入食材處理機打碎，然後以細篩網過濾。
③步驟②過篩後，與糙米粉末充分拌勻即成。

記得使用已經除去氯和三鹵甲烷的水。糙米粉末在健康食品店即可購得，這種產品採用無農藥糙米，在特殊的窯中高溫焙煎，製成25ng的極細粉末，使用起來非常方便。

最近市面上也慢慢開始販售現成的杏仁奶。你也可以直接購買這種杏仁奶飲用，不過有一點需要注意：包裝上寫著「一〇〇%杏仁」，並不代表裡面沒有多餘的添加物。法律雖然規定業者必須在包裝上寫明食品成分，但是含有率五%以下的物質不須列在成分表中。

我自製的杏仁奶，保存期限只有短短的兩天；但是市面上包裝好的杏仁奶，卻可以在架上擺好久。如何掌握這些肉眼看不見的成分，也是實踐飲食養生時不可或缺的觀念。

在料理上多花心思，避開食品添加物

不知道為什麼，每次我苦口婆心地呼籲大家「食品添加物會降低身體的免疫力，這點已經經過醫學證明，一定要多加注意」，總是有不少人認為「只是吃進去一點點，沒關係吧」。

那「一點點」添加物累積起來，才最是致命。

拿我自己的例子來說吧，我雖然如此注重飲食保健，但是偶爾還是會興起對美食的渴望，心裡忍不住覺得：「啊，好想吃咖哩飯。」

但是這時候，直接購買咖哩塊是不行的。市面上的咖哩塊、白醬調理塊等產品雖然便利，但它們都是食品添加物的集合體，裡頭也加了不好的油。

如果想享用咖哩，又想盡量避開食品添加物的危害，可以用以下的方法進行烹調。

使用優良油品少許，炒幾種自己喜歡的蔬菜，然後加入大約十種的辛香料：孜然、薑黃、香菜、肉桂、白豆蔻、丁香、一味唐辛子（乾辣椒粉）、肉豆蔻、葛拉姆馬薩拉（印度綜合香料）、大蒜、薑、月桂葉，大約這樣就差不多了。香料擁有各式各樣有益健康的功效，所以我們將多種香料混合在一起使用。尤其是薑黃，它含有豐富的酵素，有促進新陳代謝的效果。

以上香料與蔬菜拌炒之後即可上桌，不過如果希望湯汁多點濃稠感，可以加入小火慢炒後軟化的洋蔥，或是將煮熟的馬鈴薯壓成泥加入。

也可以加入適量的水，製成湯咖哩享用。

另外，還有我自己發明的簡單肉末咖哩。

先以小火拌炒洋蔥，仔細炒至釋出甜味。接下來加入絞肉，繼續拌炒後加入切丁的番茄，然後加入前文提到的約十種辛香料即可起鍋。如果想為料理增添色彩，可以炒一些切成大塊的彩椒或茄子，放在肉末咖哩上頭，同時也增加料理的營養價值。

只要吃下豐富的辛香料，便能獲得吃咖哩的滿足感了。

＊

天氣一冷，總是特別想吃「關東煮」。但是關東煮裡的料，除了白蘿蔔和蛋之外，幾乎都是充斥著添加物的加工食品。竹輪、鱈魚豆腐、薩摩炸魚餅……就連蒟蒻也不例外，蒟蒻芋在栽種時，便已經使用了相當多的農藥。

再這樣想下去，什麼都吃不到了，所以我絞盡腦汁，用以下的烹調法自製關東煮。

例如蒟蒻，可以先用天然鹽仔細搓揉，去除多餘的水分後，放入沸水中滾煮。煮完將水倒掉，將蒟蒻沖淨，再放入沸水中滾煮，然後再次將水倒掉……煮過蒟蒻的水會變成黑色，所以必須重複滾煮數次，直到水變清為止。

至於竹輪、鱈魚豆腐、薩摩炸魚餅等加工食品，則放入沸水中滾一陣子。鮮味可能會因此流失，但是無須介意，反正不過是用添加物做出來的人工鮮味罷了。

準備好這些洗過「熱水澡」的關東煮配料，接下來只要以優質的醬油與味醂，調味出自己喜歡的關東煮湯頭，將配料加入即可享用。

＊

以上是我忍不住想吃咖哩或關東煮時的處理方式。也許烹調起來比較費工，但是，想要改善健康狀況，就必須不怕麻煩，在料理上多花點心思。

不要過於講究食材的種數

我認為均衡攝取各種食材的「雜食」最好。這時一定有人問：具體來說，每天該吃幾種食材呢？有的飲食保健法主張，每天必須吃到三十種食材才健康。但我認為，準備料理的時候，還得一邊數著「一種、兩種、三種……」壓力不是很大嗎。

話是這麼說，不過我在烹調料理的時候，也不是完全沒有原則。

我平常是以「齒數法則」為參考標準。人的牙齒，上排加下排一共有三十二顆。這些牙齒共分為三個種類：臼齒負責磨碎，有二十顆；門牙負責切割，有八顆；犬齒負責撕裂，有四顆。

二十顆：八顆：四顆，也就是五：二：一的比例。

臼齒主要負責磨碎穀物和豆類，門牙主要負責切割蔬菜，犬齒主要負責撕裂魚類和肉類。齒數法則便是配合牙齒數量的比例，以五：二：一的比例攝取這些食材，以符合自然之理。

只要大概記得這個比例，就能維持飲食的均衡。

具體來說，以我自己的飲食為例，主食是糙米，占一餐的五〇%～六〇%；配菜以齒數法則調整食材比例，再加上一份湯品，這就是我的基本飲食規則。

不過，有時候我的配菜中會出現與糙米屬於同類別的納豆、煮豆、豆腐，有時候也會把羊栖菜拌入糙米中一起炊煮，所以不太可能餐餐都百分之百按照這個比例安排。

就算無法嚴謹地計算食材數量也沒關係，重要的是掌握大致上的比例，這樣便能避免飲食失衡，不會一直攝取到同一種類的食材。

在這方面越是斤斤計較的人，老是想著非得湊齊幾種食材，或是絕對要吃到某個量等等，反倒更容易造成營養失衡，務必多加小心。

不在意熱量，重視的是GI值

我完全不在意食物的熱量多寡。對於渴望增強體力的我來說，以燃燒釋放的熱能多寡來表現食品的營養價值，實在沒什麼意義。飲食過量當然不好，但我的身體狀況也沒有健康到會有吃太多的困擾。比起熱量，我比較重視的是食品的ＧＩ值。

GI值是「Glycemic Index（升糖指數）」的縮寫，用以表示血糖濃度在攝取飲食中的糖分（葡萄糖）後的上升率，最高值為一〇〇。

讓我簡單說明一下：人吃進去的食物會在體內轉化為糖分，血糖濃度急速上升時，胰臟便會分泌胰島素，降低血糖。但是過量的胰島素會抑制脂肪細胞分解，導致脂肪堆積，造成肥胖；同時也會提升血液黏稠度，傷害血管壁。

因此，飲食必須盡量選擇血糖濃度上升較為平緩的食品。一般以GI值六〇為基準，GI值越低代表血糖上升速度越慢，越能夠緩和胰島素的分泌。

換言之，比起白米飯（GI值八四），應該選擇糙米（五六）；比起白吐司（九一），應該選擇全麥吐司（五〇）；吃法國麵包（九三），不如改吃黑麥麵包（五八）；烏龍麵（八五）和義大利麵（六五），都不如蕎麥麵（五四）來得健康、低負擔。

順道一提，牛肉、豬肉、雞肉平均GI值都在〔五〇〕以下，魚類則都在〔四〇〕左右，尤其是青背魚類的GI值特別低。

在烹調前，我會檢查使用食材的GI值。

幸好這十四年來，雖然罹患癌症，但我的血壓、血糖、脈搏、膽固醇全都維持在正常數值之內。不過，我心裡一直有種危機感，好像只要這些數值出了一點差錯，我的身體就會真的停機了。萬一這方面的相關知識不足，不停攝取GI值六〇以上的食材，恐怕會對身體造成無法挽回的傷害……

舉例來說，馬鈴薯和胡蘿蔔都是GI值極高的食材，它們的GI值分別為馬鈴薯〔九〇〕、胡蘿蔔〔八〇〕。兩者都是常用食材，因此無法完全避開，而且除了馬鈴薯和胡蘿蔔之外，也還有幾種常見的高GI食材。

該怎麼辦呢？

這本來是個令人頭痛的難題。

不過，我們還是可以運用烹調的智慧來解決。其實，就算使用高GI的食材，只要活用以下三種烹調手法，便能降低料理整體的GI值。

我也時常運用這幾個小秘訣進行烹調，方法非常簡單，各位不妨先學起來，需要的時候即可派上用場。

降低GI值的三種方法

①加醋

例1：在馬鈴薯沙拉中加醋。

例2：嫩煎雞肉擺盤上桌時，可以將旁邊搭配的薯塊淋上巴薩米克醋製成的醬料。

例3：胡蘿蔔與白蘿蔔切絲，製成「蘿蔔甘醋漬」食用。

②與富含膳食纖維的食材一起烹調

炒馬鈴薯、胡蘿蔔等高GI食材時，可以搭配綠花椰菜、青江菜等GI值只有二五的低GI蔬菜。

③與豆類一起食用

可將豆子拌入馬鈴薯沙拉，或是加入胡蘿蔔沙拉中食用。

如何煮出美味黑豆

材料

黑豆……200 g（稍微洗淨備用）

醬汁

水……1200 ml
甜菜糖……130 g
本味醂……30～50 ml
本釀造醬油……40 ml
天然鹽……8 g
小蘇打粉……1 g

做法

①將醬汁的調味料全部混合均勻，煮至沸騰。
②關火，放入黑豆，靜置一晚。
※關鍵是用滾燙的醬汁泡發豆子（不要用水浸泡）。

③撈去雜質，以小火熬煮（蓋上「鍋中蓋」幫助入味）。
湯汁太少時加入滾水（不可用冷水）。
④熬煮至醬汁略微收乾，稍微蓋過豆子。可視個人喜好調整黑豆的軟度。
（我會煮到能以指頭輕輕捏扁的軟度）
⑤靜置一晚（7、8小時），使之入味。

※醬汁也可以飲用，千萬別倒掉了。它可是豆子的精華，富含大豆異黃酮等營養成分。

G I 值表

◎碳水化合物

精白米………84　蕎麥麵………54　全麥麵包……50
玄米…………56　義大利麵……65　法國麵包……93
烏龍麵………85　白吐司………91　黑麥麵包……58

◎蔬菜

精茄子………25　蓮藕…………38　南瓜…………65
竹筍…………26　牛蒡…………45　玉米…………70
鴻喜菇………27　番薯…………55　胡蘿蔔………80
蔥……………28　綠花椰菜……25　馬鈴薯………90
秋葵…………28　白蘿蔔………26　菠菜…………15
香菇…………28　高麗菜………26　豆芽菜………22
番茄…………30　韭菜…………26　青江菜………23
洋蔥…………30　青椒…………26　萵苣…………23

◎乳製品

無糖優格……25　人造奶油……31
奶油…………30　起司粉………33

◎水果

葡萄柚………31　奇異果………35　葡萄………50
柳橙…………31　蘋果…………36　香蕉………55
檸檬…………34　桃子…………41

◎砂糖、甜食

楓糖漿………73　黑糖…………99
上白糖………109　水果蛋糕……82
細砂糖………110　巧克力………91

※資料來源：《低GI值で 食べるほどにやせ体質ダイエット》（越吃越瘦的低ＧＩ瘦身飲食），永田孝行監修，主婦之友社出版，2009。

無須依賴營養補充品

現在我已經可以大方坦承，其實我離開醫院、獨自展開食療法的初期，心裡還是十分不安，所以也曾經求助於營養補充食品。

我在朋友推薦之下，吃過能治療癌症的蕈類，也喝過造價高昂的健康水。我曾經服用號稱能修復受損DNA的核酸營養品，也嘗試過大約二十種營養補充品，鈣片、蜂膠、乳鐵蛋白、山桑子等，我全都吃過。

這些營養品不但幾乎看不出成效，甚至有一次，我服用了號稱「絕對見效」的礦物質原液之後，還大病了一場。

我自信滿滿地拒絕了醫生開的藥，結果竟然轉而依賴營養補充品，這樣對嗎？這麼一想，我不禁慚愧不已，趕緊把營養補充品全都戒掉了。

不能否認，我心裡的確有一種焦慮，想趕緊找到對策，控制末期癌症。但是付出大筆金錢之後，我學到的教訓是：人工的東西，絕對不可能改善身體狀況。

人如其食，吃進什麼東西，身體就會變成什麼樣子，這是我切身的體會。

「食」這個字，寫成「人」下一個「良」字。

持續攝取對身體好的「優良」食物，才是最踏實的解決之道。

我的十大飲食秘訣

1 主食吃糙米最好

2 自來水先除去氯和三鹵甲烷再使用

3 蔬菜借助「扇貝殼」的力量洗

4 魚、肉類烹調前以鹽巴搓揉，去除雜質

5 盡可能先將食材轉化為陽性再烹調

6 不使用牛乳及乳製品

7 攝取植物性乳酸菌

8 不要過於講究食材的種數

9 不在意熱量，重視的是GI值

10 無須依賴營養補充品

5

每天養成好習慣，持續控制癌細胞

習慣1 不讓身體受寒

癌細胞偏愛低溫、缺氧、高糖的體內環境。

要是作息紊亂，符合其中一種特性，那就正中了癌細胞的下懷。身體每天大約會形成五千個癌症的初始細胞，這樣的環境不僅會提升這些細胞的癌化風險，如果癌症已經發作，那更會使得癌細胞欣然開始增生。

我的癌症已經演變至末期，所以更要嚴格防堵這幾種危險因子。

最基本的要點，就是不讓身體受寒。防止體溫降低是非常重要的。

早上起床先喝熱開水

當體溫降低，人體的免疫力與酵素、荷爾蒙的作用都會隨之降低。

體溫每下降一度，會導致基礎代謝降低約一二%、免疫力下降約三〇%，同時還會降低體內酵素約五〇%的作用，消化能力、能量生產力也大幅下降。

當然，在這種狀況之下，身體便會出現各種問題，所以必須多加注意體溫的變化。為了避免體溫降低，我早上起床的第一件事，就是飲用熱開水。由於睡覺時體溫流失，剛起床時體溫特別低，所以我會先以熱開水溫暖身體，再開始一天的活動。

我喝的水，在第四章已經介紹過了，是盡可能除去氯和三鹵甲烷之後的飲用水。先以淨水器過濾自來水，接著持續沸騰十五分鐘以上，稍微冷卻後即可飲用。我每天早上都會喝一馬克杯的熱開水。

自從不再依賴醫院治療癌症以來，這個習慣我從未間斷，並持續了十幾年。

你也許會想，直接加熱礦泉水飲用不是比較方便嗎？不過，礦泉水加熱之後，其中的礦物質等有益健康的成分全部都會流失，成了普通的水，拿來加熱太浪費了。礦泉水要在常溫下飲用，才能完整保留它的益處。

避開降低體溫的食物及飲品

原則上，我不會把剛從冰箱拿出來的飲品或食物放進嘴裡。不管是什麼東西，都一定要加熱到高於體溫的溫度再行攝取。

挑選料理食材時，則是選擇能夠溫熱身體的食材，避免涼寒的食材。

性質溫熱的食材有——生長在寒冷地區、冬季採收的食材，顏色鮮豔、味道濃烈、長在土裡的食材等等。

因此我會選擇白蘿蔔、胡蘿蔔、牛蒡等根莖類蔬菜，或是產季為冬天的白菜、茼蒿、蔥、綠花椰菜等等，想盡辦法攝取性質溫熱的食物。當然，GI值較高的食材，還要再經過一道降低GI值的烹調手續。

相反地，涼寒的食材則有——生長在炎熱地區、產季為夏天的東西，例如玉米、萵苣、毛豆等等。

產於南方地區的鳳梨、香蕉等水果，也是容易降低體溫的食物，因此我會盡量避免食用。

穿衣也要多留意

裸露四肢也容易使身體受寒。為了盡可能維持體溫，我一年四季都十分注意衣著。

在炎熱的夏天也要避免穿著短袖、短褲，選擇長袖、長褲。我不開冷氣，實在熱得受不了的時候會開電風扇，睡覺時則是把電風扇設為定時一小時。當然，我的睡衣也是長袖、長褲。

冬季禦寒，我最重視的是頸部保暖，因此一定會穿高領的衣服。外出時，除了披上大衣之外，脖子上還會再加一條圍巾。睡覺時也一樣，我會在睡衣的領口圍上一條質料柔軟、保暖的圍巾，腳踝圍上「足踝保暖套」，再戴上露指手套，然後才鑽進被窩。睡眠中，腳尖、手指不受束縛的狀態對身體較好，所以我不會穿襪子睡覺（當然，我到睡前為止一直都穿著襪子保暖）。對了，我還會在被窩裡擺個熱水袋，把小腿肚放在上頭取暖。

讀到這裡，你也許會覺得：這裝備也未免太誇張了吧！不過，我被診斷出癌症之前，體溫一直偏低，後來靠著這個服裝作戰和一連串的抗寒對策，才得以一直維持在偏高的溫度。我現在的體溫大約是三十六度後半到三十七度前半之間。只要體溫掉到三十六度以下，低溫便會使得癌細胞開始活躍，因此無論如何，都得努力維持偏高的體溫才好。

飲用自製薑茶

眾所周知，薑茶有溫熱身體的效果，我有時也會自製薑茶飲用。

我泡薑茶，用的是可以從體內暖和全身的乾燥生薑。先將生薑清洗乾淨，連皮一起切片，夏季在太陽下曝曬四、五天，冬季則曬七到十天，至薑片曬得又硬又脆即成。曬乾的薑片，重量僅有原本的十分之一左右，在烹調料理時也可以使用，所以我一次會做一大批，放入有乾燥劑的密閉容器中保存。

將一、二公克的乾燥生薑放入馬克杯中，沖入二〇〇～二五〇ml的熱開水，視個人口味添加楓糖漿調味，以不太燙口的溫度飲用。每天大約喝一杯的量。

生薑內含有薑辣素，有促進血液循環的效果。積極攝取生薑，便能將這種特有的營養成分送進體內。喝下薑茶後，沒過多久，身體便會漸漸暖和起來。

除了泡成薑茶飲用之外，我也會將生薑磨成泥，搭配豆腐鍋食用，或是在燉煮、拌炒料理時放入薑末、薑絲。

習慣2 維持身體弱鹼性

人體維持在弱鹼性，是最健康的狀態。體內環境呈弱鹼性時，幾乎所有的病原菌都會死亡，因為它們只能在酸性環境下生存。

反過來說，如果由於飲食習慣不良等因素，體內環境越是失衡、偏酸，生病的機率就越高。已經患病的身體就更不用說了，無論如何都必須努力維持弱鹼性的環境。

我正好愛喝咖啡，每天一杯黑咖啡是我生活中的期待。咖啡其實是中性~弱鹼性的飲品，但是只要在裡頭加一塊方糖，便會將它轉化為酸性食品（砂糖等甜品全都屬於酸性）。幸好我是黑咖啡派的。就連在這種小地方，也得處處提防身體偏向酸性。

飲用檸檬酸水

攝取酸梅，或是烹調時以醋調味，對於維持體內的弱鹼性環境都十分有效。不過，為了追求更佳的效果，我每天都會喝檸檬酸水。

檸檬酸在藥局或藥妝店都能買到，一公斤只要六〇〇~七〇〇日圓，十分便宜。我會在五〇〇ml的寶特瓶中加入一茶匙檸檬酸，以這個比例泡成檸檬酸水，搖晃均勻後飲用。

飲用時機沒有特別的規定，不須固定在飯前或飯後飲用，也沒有在哪個時段特別見效，想什麼時候喝都可以。我會在家邊看電視邊喝，外出時也會裝進水瓶裡隨身攜帶，每天的飲用量大約是一．五公升左右。重點是不要一次大量喝，分成數次勤加飲用最好。

和維生素C一樣，多餘的檸檬酸會藉由尿液排掉，因此不太需要擔心過量攝取的問題。

我個人攝取檸檬酸，是為了將體內環境調整為弱鹼性，不過它在人體內同時也有十分重要的作用。人體內有所謂的「檸檬酸循環」，能以吃進體內的食物為原料產生能量。檸檬酸是這個循環的核心觸媒，負責去除疲勞物質、促進鈣質吸收，而鈣質對於活化人體的自然治癒力與免疫力，都是不可或缺的養分。

從各方面來說，檸檬酸都無疑是我的重要活力來源。

飲用小蘇打水

其實除了檸檬酸以外，我也會飲用小蘇打水，它同樣能幫助身體維持弱鹼性。打個比方，就像是手持雙槍，多準備一把武器與敵人對峙的感覺吧！做好萬全的準備總是不會錯的。

和檸檬酸一樣，小蘇打粉也可以在藥妝店或藥局購得。

不過市面上也有販售打掃用的小蘇打粉，別不小心買錯了。

「食用」的小蘇打粉，一公斤大約一〇〇〇日圓左右，售價十分便宜。

和檸檬酸不同的是，小蘇打粉一天允許的攝取量有限，成人每天最多食用五公克。

以一杯（二〇〇ml）的冷水或溫水，加入半茶匙（二・五公克）的小蘇打粉，每天兩次，在飯前空腹時飲用。

喝檸檬酸水時沒什麼感覺，但一喝下小蘇打水，便會感到胃部十分清爽，可以感受到鹼性的水流入強酸的胃液之中。

習慣3 一天吃兩餐即可

我常納悶，「一天要吃三餐」到底是誰規定的？

比如早上七點做早餐，吃完早餐不久，十二點又要做午餐、吃午餐，到了下午六點，又要進廚房煮晚餐，然後用餐。每隔五、六小時，便要煮飯、進餐，不僅烹調費工，負責消化食物、吸收營養的身體，也十分辛苦。

人類進食也需要消耗不少能量，這是我生病後才知道的事。身體奮力工作之後，如果能夠充分休息，便能湧現新的活力，因此應該要給胃袋更充分的休息時間。

每天吃兩餐最好。這是長期進行飲食養生的過程中，我的身體得出的結論。

調整成每天兩餐之後，不僅我的身體狀況良好，體力與精神也能彼此均衡、互相契合。

我的飲食作息時間表如下：

九點起床，喝熱開水，不進食
下午一點左右用餐（這時才第一次攝取固態食物）
晚上八點左右第二次用餐
晚上八點以後不吃任何食物
晚上十二點左右就寢

起床後不立刻用餐，是因為人剛清醒時，身體裡的細胞還沒有全部醒過來。這時候吃下固態的食物，讓胃分泌胃酸、開始工作還太早了。大概要花上三、四個小時，體內的細胞才會全部醒來，早晨的空檔便是等待細胞清醒的時間。

這個作息看起來也許有點不合常理，但自從習慣了這種作息，我的身體狀況真的安定了下來。

仔細想來，我生病前的飲食作息，根本沒什麼每天幾餐可言。想吃的時候才吃，食量也毫無節制。

要說現在和以前有什麼不同，那就是日常生活的飲食經過「仔細思考」。這也是疾病帶給我的教訓。

習慣4 吃飯只吃六分飽

大約吃入八〇〇公克重的食物，人便會產生飽足感。完整的法式料理套餐，大約也是八〇〇公克。雖然客人常常抱怨魚好小塊、肉好小塊，但前面的麵包、湯品、沙拉等等，加上點心和最後的咖啡，吃完正好可以感到飽足。要是增加肉的分量至七〇、八〇公克，吃到最後便會覺得「已經飽了，好撐啊」。當然，還是有體重等個人差異就是了。

不可否認，飽足感會讓人感到幸福。但是，如果一直都處於飽足的狀態，身體可是會發出悲鳴的。

從以前開始，便常聽說「吃八分飽」最健康，但我認為「七分飽」、甚至「六分飽」才是理想的分量。實際上，我自己用餐時都盡量吃到六分飽為止，但身體並沒有感到任何不適，甚至還覺得健康狀況有所改善。

我想，一定是腸胃獲得休息的同時，身體也節省了耗費在消化、吸收的能量，轉而以這些能量強化細胞，因此增強了免疫力、治癒力。

偶爾試試斷食也不錯。雖然我每次只斷食一天左右，不過已經可以感覺到身體受到淨空、淨化的效果。這種感受和從前實行長壽飲食後，體內受到淨化、味覺也變得更鮮明的感覺相似。凡事將一切歸零、重新出發，總是能累積接下來的動力。

此外，飯後我一定會稍微躺下休息，把右側腹安置在身體的最低點。這是因為肝臟位於右側腹的緣故。躺下時，我會將頭和腳稍微抬高，使肝臟位於最低點，身體呈平緩的V字形。這個姿勢對於幫助肝臟運作非常有效。肝臟負責人體中許多重要的任務，例如解毒、合成及貯存肝醣、製造膽汁、分泌血糖等等，堪稱內臟裡的中樞，必須時時讓它保持在健康強壯的狀態。

我現在每天吃兩餐，只吃六分飽，偶爾斷食，體重卻比剛出院時增加了兩公斤左右。「不知道能不能再長胖一點……」聽見我這樣自言自語，太太回答：「老公，你得了癌症耶，你忘了嗎？」總之，我每天精神飽滿地活著，這就是最好的答案，同時也證明了我的做法正確無誤。

習慣5 不吃甜食

以前曾經把巧克力含在嘴裡睡覺，還睡到差點窒息的我也許沒有資格這樣說，但是簡單來說，甜食就是癌細胞的養料。

癌細胞偏好高糖分的體內環境。現在常見的ＰＥＴ癌症篩檢，也是刻意將葡萄糖注射到體內，藉此找出對糖分產生反應的癌細胞。

人每天從飲食中攝取的碳水化合物，會在體內受到分解、產生糖分，這些糖分再分配給各個需要的器官使用。飲食中的糖分本來就足以維持身體運作，在一般狀況下，身體完全不需要那些從巧克力、糖果攝取的多餘糖分。

我要再次提醒各位，砂糖是眾多食品當中最猛的毒。

巧克力、蛋糕、和菓子……這些甜食中都加了砂糖，千萬不可以輸給它們甜美的魅力。

我已經從生活中完全排除了甜食，畢竟我是癌症患者，多加節制也是應該的。

不過，身體健康的人也一樣，癌細胞不知道什麼時候會找上門，因此還是小心為上。

常有人說，累了就得吃點巧克力、吃點甜的，但那只是大腦麻痺之下產生的錯覺。要維持大腦活動，的確需要糖分沒錯。但是實際上，吃了甜食只會使得血糖上升，胰島素開始產生作用；這時血糖如果持續上升，身體為了降低血糖，會分泌更多胰島素，卻一直趕不上血糖上升的速度。這個過程會刺激大腦產生快感，所以我們才會以為吃了甜食之後，精神會變好、頭腦比較清醒，其實都只是一種錯覺而已。

習慣6 有意識地進行深呼吸

人一天的呼吸次數，大約有三萬次之多。

呼吸得來的能量循環到全身的組織和細胞，我們才得以維持生命。

呼吸雖然如此重要，我們平時卻幾乎不曾注意到這件事。

不僅如此，人碰到各種場合，甚至還會無意間「停止呼吸」。

例如開車的時候，進行電腦作業、操作手機、從自動櫃員機抽出鈔票的時候，還有沿著尺描繪直線、用剪刀剪出細小形狀的時候等等。

我也曾經在妻子的提醒之下，才發現自己沒有好好呼吸。那時她告訴我：

「你下廚的時候，真的很專注耶。」

她這句話沒有什麼特別的意思，但這其實表示我在下廚的時候專心得忘了呼吸。

全神貫注的態度，說好聽點，是表現了我對料理的用心；但是，時不時屏住呼吸，或是只進行短淺的呼吸，怎麼想都不可能對身體產生好的影響，甚至還可能造成血液、淋巴的循環遲滯，降低免疫力和自然治癒力。更不用說癌細胞最愛的就是缺氧的環境了。

為了從癌症中康復，一定要盡可能把更多氧氣吸入體內。因此，在日常生活當中，只要一有機會，我便會有意識地開始進行深呼吸。

從鼻孔深深吸入空氣，一邊想像能量充滿全身，一邊緩緩將空氣引導到腹腔底部（身體深處），然後靜靜吐氣。

每天晚上睡前，我一定會仰躺在床上，進行五次深呼吸。

只要想像充足的氧氣進到體內，同時也削弱了體內癌細胞的活動，我的心情便會平靜下來。

我每天維持的六個好習慣

習慣1 不讓身體受寒

習慣2 維持身體的弱鹼性環境

習慣3 一天吃兩餐

習慣4 吃飯只吃六分飽

習慣5 不吃甜食

習慣6 有意識地進行深呼吸

6

不怨恨，與癌共存的心態正是延命妙方

癌細胞並非敵人

我不恨腫瘤，因為它也是我自己的細胞。

常有人將治療癌症的過程比喻為一場戰鬥，但人是不能與自己鬥的。

如果有人問我，現在癌症對我來說是什麼樣的存在？

我會回答：「當然是我的一部分，是屬於我的東西。」雖然沒有到對它們愛不釋手的程度，不過畢竟是我自己有所疏失，才催生了這些癌細胞，所以心裡總覺得有點過意不去。

這是我自己的責任，所以和癌細胞一起生活的過程當中，我必須盡最大的努力改善健康狀況，至少不要讓它們繼續增加。因此我才飲用檸檬酸水、小蘇打水，實踐自己的飲食療法。

我不會將癌細胞視為百分之百的敵人，反而像是在心裡對它們說：不好意思，雖然我這麼做會讓你們日子不太好過，但是拜託你們乖乖待在那邊，不要亂來哦。「就算想增加同伴，我也不會這麼簡單就讓你們如願以償，知道嗎？」

不攝取酸性的東西，盡量把身體維持在弱鹼性；防止體溫偏低；不吃甜食；每天深呼吸……我做的這些事情，毫無疑問會營造出它們不喜歡的環境，實際上我這麼做的目的，也是為了消除它們。但是我並不會心懷憎恨，成天想著將它們屠殺殆盡。

也許這麼比喻有點奇怪，不過在我的腦海中，可以明確想像出它們在我身體裡的「棲地分布圖」，界線分明。

就像是告訴它們：你們只能在那個區域活動哦。跑到那邊沒有關係，但是跑到這邊來就會死掉，全都會沒命，如果有心理準備的話就過來吧。某種意義上，就像是將癌細胞聚集在一個地方，讓它們建立自治團體的感覺。

一旦用強硬的手段驅逐它們，或極力將之趕盡殺絕，便會演變成戰爭的局面。換言之，和癌細胞戰鬥是不行的。因為敵我雙方都是自己，一旦展開全面戰爭，便只有死亡一途。

我罹患末期癌症，卻還能存活十四年之久，有一部分說不定是這種思考方式使然。

有人告訴我，曾有作家寫下這樣的俳句：

我說癌症啊
何不舉杯相對飲
金秋美酒醇

這是罹癌作家江國滋先生的名句。

總覺得其中的描寫，和我的想法有幾分共通之處。

人體一共有六〇兆個細胞，據說每天有二〇%會死亡，然後進行新細胞的更換。

這個新陳代謝的循環時間不一，舉例來說，皮膚細胞是四、五週，動脈是二、三週，胃壁是五天，骨骼是六~十二個月……我們物質上的身體，差不多每隔一年就會全面更新。這也就意味著，就算現在生了病，我們每年都還有一次治癒的機會。

只有患者本人能夠克服根本的病因，徹底將它治好。想要揮別疾病的陰霾，最重要的是轉換思考方式，堅定地相信：我的病一定可以好起來！我認為，如果世界上真有奇蹟，那麼能夠引發奇蹟的一定不是肉體，而是我們的「心」。

不把性命交付給別人

我認為，我和一般癌症患者的不同之處有三點：

- 不會百分之百對醫生言聽計從
- 不把自己的性命交付給別人
- 自己設法解決問題的決心特別堅定

我和主治醫師之間一直都有些芥蒂。這也不能怪他，畢竟我不聽醫生的話。

這絕對不代表我們個性合不來。如果今天不是醫生與病患的關係，說不定我們還能成為相談甚歡的友人呢。

我認為醫生的確是非常好的顧問。他們從醫學院畢業，在醫學方面鑽研不懈，是這個領域的專家，也不吝從不同的角度給我意見。

但是，要不要照著他們的建議去做，那又是另一回事了。我有我自己的想法，也有自由選擇的權利，因此和醫師起了好幾次爭執。

在漫長的住院、求診期間，有一件事我看得很清楚。

那就是，對病患來說，醫師都是高高在上的「醫生大人」。

病患老是把「您說得是」、「我會照做」掛在嘴邊，畏縮地低頭致意。他們心裡其實都想問：「醫師，這樣就可以了嗎？」、「吃這個藥真的會好嗎？」但是卻一直問不出口。

如果是無傷大雅的小病、小傷，這樣也許沒什麼不好。但是我罹患的是末期癌症，一味對醫生說的話言聽計從，是無法解決問題的。

聽起來可能有點囂張，但某種意義上來說，若沒有以「我可是捧上了命在給你看病、問診」的態度面對醫師，免不了會吃下不需要的藥物、接受不必要的治療。

身為病患，我們必須堅持不被無言的階級壓力壓垮，該聽話的時候聽話，但該說話的時候也要勇敢說出口。

理解未經假飾的真相——面對自己身上的癌症時，這是最重要的一點。一知半解的狀態下，我們也無法與癌細胞共存。

十四年前，我在醫院裡被宣告為癌症末期，病況危急到已經沒有剩餘壽命可活。時至今日，我無意數落院方估算的失誤，也不想計較其中的輸贏。

我反而感到疑惑，所謂的「剩餘壽命」究竟是什麼？

一查之下我才知道，原來醫師判斷剩餘壽命的標準，並不是同階段患者死亡時間的平均值，而是「其中半數患者死亡的時間」，這就是所謂的「生存時間中位數」。換言之，剩餘壽命並不是宣告我們還可以活多久，反而意味著相同階段的患者當中，有五〇%的人經過這段時間後還能夠存活。

因此，就算醫師宣告你的病已經無法治癒，也不必因此放棄希望。世上也存在像我這樣的案例。

事情既然已經發生了，便不必為此耿耿於懷。最重要的是堅定的決心：自己的性命，靠自己來守護。

至少把負一〇〇分改善為負七〇分的心態

我想以飲食控制癌症，但再怎麼有心，也很難做到百分之百完美。

不僅如此，生活中還充斥著可能刺激癌細胞增生的「毒物」：廢氣、紫外線、細懸浮微粒（PM2.5）、戴奧辛、電磁波、藍光、噪音、二手菸*、食品添加物、農藥、清潔劑……等等，多不勝數。

所以我面對「飲食」的時候，總是這麼提醒自己：

「如果沒有辦法把負一〇〇分的情況改善為〇分，那至少把它變成負八〇、負七〇分吧。」

不以一口氣解決問題為目標，而是抱著亡羊補牢的心情，一點一點努力把負的分數加回來。對抱病的人來說，這種心態可以轉化為動力，防止病況繼續惡化。

另外，「持之以恆」也很重要。

我曾經遇過這樣的案例。

我雖然身為末期癌症患者，卻還是努力讓自己活得很有精神，因此常有癌症病友前來尋求各方面的意見。有一次，一位罹患乳癌的女性來找我商量。聽說她飲食習慣不佳，於是我建議她先把主食換成糙米試試看。那位女性聽了覺得很有道理，說：「好，我馬上來試試看。」但是，她回去之後沒過多久，卻告訴我：「我吃了糙米就長痘痘，好像跟我的體質不合，所以就放棄了。」

我表面上回應她「那就沒辦法了」，但是心情卻有點複雜。長痘痘也許是好轉的徵兆也不一定，可能是身體正在排出毒素的表現。當然，我並不是醫生，不清楚實際情形如何；但是才嘗試短短的一週就放棄，未免言之過早。如果再堅持一會兒，說不定還能看到其他成果呢。我覺得非常可惜。

＊二手菸可細分為兩類，一是吸菸者吐出的「主流菸」，二是香菸燃燒產生的「分流菸」。兩者化學組成不同，分流菸對人體的危害比主流菸更嚴重。

我們的對手可是癌症。

我們無法靠短跑取勝，把眼光放遠，踏實努力、堅持不懈——這才是巧妙避開癌症的秘訣。

我也不知道自己這趟長跑還能跑多遠。但是，一想到癌細胞也伴我走了這麼長一段路，心中便湧上無限感慨。

結語

談起「我得了癌症，想把它治好，所以正在嘗試這樣那樣的方法」，人們幾乎都只會驚訝地「咦」一聲，或是輕描淡寫地回一句「真不簡單」。

面對這些事不關己的回應，我不禁感到焦急。

現在每兩個日本人當中，就有一人罹癌，大眾應該具備「誰都無法與癌症絕緣」的強烈危機意識才是。

同時，各種「毒物」在社會上不斷蔓延，例如食品添加物、農藥、化學肥料……等等。我們必須盡可能從生活中排除這些毒素，也希望相關的保健觀念引起更多人的重視。

我試著以飲食控制癌細胞，一路走來，深深感受到人類也是大自然的一部分。

如同植物吸收土壤中的營養，在自然中成長茁壯一樣，維繫人類性命的飲食也不該含有多餘的人工添加物，應該是來自大自然的純淨恩賜才對。

為了以自己的身體確認各種「飲食」的能量，我特別開了一間餐廳。不久前，它結束了做為「實驗室」的任務，圓滿歇業；在這段營業期間中，也迎接了許多客人前來光顧。

以「奇蹟主廚」的身分烹飪料理，顧客總是不吝給我回饋，告訴我「吃了覺得心裡好溫暖」、「有幸福的味道」，令我難以忘懷。若不是罹患癌症，我也不會獲得如此快樂、幸福的體驗。

往後我也會以各種形式與大眾分享我的經驗，希望對於疾病治療、保健觀念多少做出一點貢獻。

最後，請讓我再強調一次。

自己的性命不該無條件託付到醫生的手中，而是該自己負起責任，用自己的雙手去爭取。

希望這個理念能被廣大的群眾看見。

神尾哲男

國家圖書館出版品預行編目資料

奇蹟食療：被醫生宣告必死無疑的我，不靠抗癌藥物活下來的飲食方法 / 神尾哲男作；簡捷譯. -- 初版. -- 臺北市：平安文化, 2018.05　面；　公分. --（平安叢書；第 592 種）(真健康；59)
譯自：がんで余命ゼロと言われた私の死なない食事
ISBN 978-986-96077-8-0（平裝）

1. 癌症 2. 健康飲食 3. 食療

417.8　　107005314

平安叢書第 592 種
真健康 59

奇蹟食療

被醫生宣告必死無疑的我，不靠抗癌藥物活下來的飲食方法

がんで余命ゼロと言われた私の死なない食事

作　　者—神尾哲男
譯　　者—簡捷
發 行 人—平雲
出版發行—平安文化有限公司
台北市敦化北路 120 巷 50 號
電話◎ 02-27168888
郵撥帳號◎ 18420815 號
皇冠出版社（香港）有限公司
香港銅鑼灣道 180 號百樂商業中心
19 字樓 1903 室
電話◎ 2529-1778　傳真◎ 2527-0904
總 編 輯—許婷婷
責任編輯—蔡維鋼
美術設計—王瓊瑤
著作完成日期— 2017 年
初版一刷日期— 2018 年 05 月
初版三刷日期— 2022 年 05 月
法律顧問—王惠光律師

讀者服務傳真專線◎02-27150507
電腦編號◎524059
ISBN ◎ 978-986-96077-8-0
Printed in Taiwan
本書定價◎新台幣 280 元 / 港幣 93 元